健康教育
表現する身体

山崖俊子・山口順子
［編］

Health and Wellness

健康教育　表現する身体　目次

目　次

まえがき ……………………………………………………… 山口　順子　7

第1章　健康教育の世界へ

健康教育のはじまり　個人の健康・社会の健康 ……………… 山口　順子　16
1. 日本と北米の動向　16
2. 女性の身体をみるまなざしの変化　18
3. 欧米社会の新しい潮流を生み出した人物　18
4. 20世紀における健康教育のはじまり　20
5. WHOの健康の定義とその背景　20
6. 津田塾大学における健康教育のはじまり　21
7. WHOの健康の定義が理解しにくい理由　23
8. 近代医療の見直しと心身二元論の実践的克服　25
9. 文化が変わると身体や健康の理解も変化する　26

コラム　「表現する身体」姿勢マスターのアルファベット …… 山口　順子　28

第2章　食と健康

第1節　身体と心の対話　食べることとの関連で ……… 加藤　美智子　32
1. はじめに　32
2. 食べる行動と体重管理の社会の中で生きる　32
3. 食べることと心　34
4. 生きることと欲求　35
5. 心を見る　36
6. 感情の受け取り　37
7. 絵本に見る食行動　39
8. おわりに　42

コラム　自傷としての摂食障害 ………………………………… 吉村　麻奈美　44

第2節　食の安全と消費者の権利 …………………… 神山　美智子　46
1. 食品事故を考える　46
2. 被害救済制度　50
3. 法的仕組み　50
4. 食品の安全を守る運動　55
コラム　何をどれだけ食べればいいの？……………………… 香川　芳子　60

第3節　アフリカの食
第1項　協働という生産,「共食」という消費
　　　　　モザンビーク農村社会の事例から……………………… 網中　昭世　62
1. はじめに　62
2. 男性移民の送り出しと労働力の不足　62
3. 労働市場へのアクセスと排除　64
4. 現金の行方と地場産業　66
5. おわりに　生産と消費をめぐる自立と包摂　68

第2項　食へのまなざし
　　　　　エチオピアにおける飢饉・飢餓の経験 ……………… 眞城　百華　70
1. 飢餓の経験　70
2. 飢饉の背景　76
3. むすびにかえて　80
コラム　神話を生きるバレリーナの身体 ………………………… 山口　順子　82

第3章　女性の身体像と健康

第1節　ボディ・イメージとやせ志向 …………………………… 井上　則子　86
1. ボディ・イメージ　86
2. やせ志向に関する調査　90
3. やせ志向の背景　93
コラム　スポーツ選手の体重コントロール ……………………… 山崎　史恵　99

目次　3

第2節 "女性のからだの希望"を伝える
　　　　　妊娠,出産を学ぶことから ………………… 三砂　ちづる 101
1. 「健康」を教える 101
2. Fish can't see water　魚は水がみえない 105
3. 出産はどのような経験であり得るか 109
コラム　野外教育の木 …………………………………………… 井上　則子 114

第3節 医学とスポーツ科学をつなぐ
　　　　　エンハンスメント議論の手がかり
　　　　　ウェルネス研究の立場から ………………… 山口　順子 116
1. 心と身体と社会をつなぐウェルネス研究 116
2. 医科学の発展と医療の変化 117
3. 身近なエンハンスメント議論　痩身願望 119
4. 生命倫理とスポーツ医科学 120
5. スポーツ科学の議論の場 121
6. バイオテクノロジーと幸福の追求　米国の調査報告書 123
7. 社会一般に広がるドーピング問題 124
8. 今後の課題 128
コラム　世界のスポーツ　ドイツの場合 ………………… マーヤ・ソリドーワル 130

第4章　心と健康

第1節　病と意味 ……………………………………… 岸本　寛史 134
1. 健康と病 134
2. 『風の谷のナウシカ』のストーリー 134
3. 『風の谷のナウシカ』を読み解く 139
コラム　「うつ」とその症状の意味 ………………………… 岡　伊織 148

第2節　不登校・ひきこもりの意味するもの …………山崖　俊子　150
1. はじめに　150
2. わが国における「不登校」研究の歴史と現状　151
3. 「不登校」とは何か　神経症圏の「悩む」不登校　154
4. 「悩まない」不登校児の出現　軽度発達障害児と不登校　156
5. 大学生の不登校・ひきこもり　159
6. おわりに　からだが語ることばとしての「不登校」　160

コラム　心身症　心と身体のつながりからみた疾患理解 ……………大森　美湖　163
コラム　身体表現性障害 ……………………………………………………山崖　俊子　166

第3節　思春期危機と非行
　　　　非行が問いかけるもの ………………………………芦澤　俊　168
1. はじめに　168
2. 自分探しとしての非行　思春期危機と未解決課題　169
3. 少年の自立を支える精神的基盤としての家族とその機能不全　172
4. 学校，職場，交友関係　対社会的関係における傷つき　175
5. 非行少年と関わる上での留意点　177

コラム　発達障害と健康 ……………………………………………………岡　伊織　181
コラム　女性とアサーション　自分らしい表現とは ………………吉村　麻奈美　183

おわりに ……………………………………………………………………………………185

あとがき ……………………………………………………………………………………190

《編者》
山崖　俊子　元津田塾大学教授
山口　順子　元津田塾大学教授／早稲田大学招聘研究員

《執筆者（執筆順）》
加藤　美智子　大妻女子大学教授
吉村　麻奈美　津田塾大学専任講師
神山　美智子　弁護士／食の安全・監視市民委員会代表
香川　芳子　女子栄養大学学長
網中　昭世　アジア経済研究所研究員
眞城　百華　上智大学准教授
井上　則子　津田塾大学教授
山崎　史恵　新潟医療福祉大学教授
三砂　ちづる　津田塾大学教授
マーヤ・ソリドーワル　津田塾大学専任講師
岸本　寛史　高槻赤十字病院　緩和ケア診療科部長
岡　伊織　津田塾大学非常勤講師
大森　美湖　東京学芸大学准教授
芦澤　俊　札幌家庭裁判所　次席家庭裁判所調査官

まえがき

山口　順子

> 私とは，私と私の環境である。私がもし私の環境を救わなければ，
> 私自身は救われないことになる——オルテガ・イ・ガセット[注1]

1. 健康とウェルネス

　たしかに，人間は個を超えて，自然の一部として存立する有機的な存在である。そう考えれば，私は自然（大宇宙）の分身（小宇宙）である。しかし，人間の皮膚の内側の自然と外側の自然（環境）は単なる自然界ではない。私は病気もし，ケガもする医療の対象としてのからだであるとともに，社会・経済とも関わって包括的にとらえられる文化的存在でもあり，きわめて複合的に存立している。ここに，健康について考えることの複雑さが垣間みられるが，まずは語源を探ってみよう。

　そもそも健康（health）という語は，「アングロサクソン語の hælth（hoelth）から生まれ，その意味は安全，または完全である」(村井, 1972)。そこから, heal（癒える）や whole（全体）の類語も生まれているから，健康とは「生体が本来もっていた有機的な全体性の回復」につながる。こうした自然治癒の再生力は，古代中国でも同様で，健康は「生命エネルギーの流れの調律」として理解されている。「心の病」，「肉体の病」と便宜上区別することはあっても，「心とからだ」は一体となって働いている。このような古代社会における発見は，洋の東西を問わず現代にも生きている。心理的な治療効果であるプラシーボ（placebo）反応や「病は気から」という表現もしかりで，かたよった心身の囚われから解放すること，あるいは，自らを「先入観や偏見から自由にする」という，私たち主体のひらか

れた態度にも関連する。「からだ，身体」は，いのちの座，あるいは身についた生活スタイルとして，古代のギリシャ・ローマ，アラブ，インド・中国などの伝統医学とも関係が深く，人類の「健康文化」を創っている。

たとえば，古代インドや中国では，私の内側と外側の世界をつなぐ作用として，自らがコントロールできる「呼吸」にも注目し，イメージの力を使って生命エネルギーを循環させ，自然界のエネルギーをも取り込み，気の流れを整える方法を開拓してきた。心臓の働きを，私の思うままに支配できなくとも，呼吸を整えれば長生きできると考えていたことが古典にも書かれている。もっとも東洋では，現代のようにイメージという概念は使わずに，様々な動物になりきって動きをまねる方法などが知られている。そして現代では，呼吸が意識下の自律神経系の働きをコントロールしていることが，学問的にも説明されるようになった。

古代ギリシャを代表する医師で，アジア諸国を巡っていたというヒポクラテス（前460頃 – 前377頃）の『医学全集』（金言集を含む）も，近代まで医療の世界に大きな影響を与えている。このように，東西で健康へのアプローチが多様であっても，古典に述べられたことは現代にも息づいて，健康概念の理解を支えているのである。

20世紀になると，人間の「生命機能」にも，「生活」にも，「生き方」にも関連するトータルなアプローチ（包括的な健康）をウェルネスと表現するようになったが，健康とウェルネスがどう違うのかも，なかなかわかりにくいかもしれない。そこで次に，ギリシャ神話を一つ紹介する。

2. アスクレピオスとその娘ハイジーア

アスクレピオスは，紀元前12世紀頃，メスを用いて診察したギリシャ神話の医術の神であるが，その弟子たちは悪い部分を取り除き，健康を回復させることが医者の主要な役割だと信じた。アスクレピオスがもっていた再生のシンボルであるヘビの巻き付いた杖は，現在では医学のシンボルとして，WHO（世界保健機関）のマークにもなっている。

アスクレピオスの娘，ハイジーア（ヒュギエイア：Hygieia）は，父を助け，人間と動物の病気を治癒させると信じられた，健康をつかさどる理性の女神である（図）。ハイジーアは実際の治療に従事したのではなく，理性にしたがって生活するならば，人間は健康でしあわせに生きることができると考えた。ハイ

ジーアの弟子たちは，健康は自然の秩序なので，人間が賢く（自然とともに）生きることで，健康が与えられると信じていた。「健康なからだに健康な心を宿らせる」自然の秩序や法則を発見し，教示していくことが大事だと考えたのである。ここに「病の予防」にとどまらない，人間が自然とともに賢く生きる全人的なあり方が説かれているとみるならば，近代医科学の発展と，自然治癒や伝統医学，また予防／衛生学，健康教育を考える「健康とウェルネス」

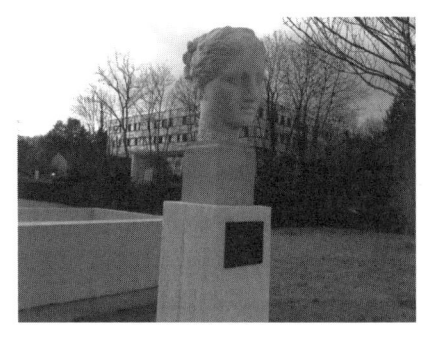

図　ハイジーアの像
ウェルネスの理解を助けるギリシャ神話のハイジーア（健康の守護神：衛生学 hygiene の語源）の頭像が，ジュネーブにある WHO の前庭に設置されている（筆者撮影）。

の二つの発想がすでにみられるのである。では，ハイジーアのいう理性や賢さとはどういうことだろうか。

北米の「ウェルネス」研究所の定義も参照し，次のように説明しておこう(注2)。

　ウェルネスは，「愛」や「幸せ」という，人生の満足感，生命や生活の質や価値（Quality of Life）を示すので，専門家の間でも様々に説明されるが，そこに共通しているのは，一人ひとりの生き方，生活スタイルに即して人間らしく生きる力を育もうとする姿勢である。心やからだのあらゆる面から健康を理解しようとする概念であるから，たとえば，次のように考えると身近になる。

　「新しいアイデアを拓く思考面のウェルネス」，「気分の落ち込みや高揚感など感情面のウェルネス」，「ストレス対処，運動や摂食のウェルネス」，「社会貢献や職業面のウェルネス」など，病気や様々な障がいの有無にかかわらず，信念や意思，満足感をもって自ら主体的に選択する生活スタイルの創出である（山口，2008）。

さらにウェルネス・プログラムでは，薬物やアルコールの乱用，不安，倦怠，過度な痩身，生涯設計など具体的なテーマをとりあげて，年齢別，問題群ごとに，健康なライフスタイルの評価を様々に考えていくことをめざす。そして最近では，症状を病気別に分類する方法から，「個人的経験に注目する」取り組みも示唆さ

れ（クラインマン，2012），ウェル・ビーイング（well-being）の追究はまことに現代を象徴する興味深い課題となっている。

　日本国内でも，食生活，ヨガや各種の運動，癒しや休息，種々のカウンセリングなど，じつに多彩なプログラムが展開されるようになった。また病院や治療の場も変わりつつある。明るく，ゆったりした芸術的な空間を創出しているところも増えている。治療のみを考えるのでなく，患者の生き方，自尊心とつなげて理解する，QOL（一人ひとりの生活や生き方にもとづいた質や価値）の考えが広がり，芸術系大学に病院でのアートを考える科目が置かれるなど，医療とアートが一緒に働く"コラボ"の試みもみられる。オリンピックのトップアスリートが，学び直して介護の場で高齢者支援に関わりたいと発言したり，ロボット・ワークによる支援なども目にするようになった。

　かつて人間は，家族の誕生や死，戦争と休戦，日々の労働と遊びなど「受け身のライフ」はもっていたが，自らのライフスタイルを能動的に選択することはなかった。しかし現代では，自らの治る力を引き出すとともに，一人ひとりの生き方が尊重されるようになってきた。このことは実に素晴らしいことだが，しかしそれは同時に，私たち一人ひとりの内面的な生き方につながる哲学的アプローチでもあるので，「生きること，考えること」という，「主体のライフスキル（1993年にWHOが提示した）を支援する」教育の役割が重要になってくる。さらに言えば，「治してもらう」から「自分で治る」時代，また，「健康は自らつくり出すもの」とも言われるように，個人的責任が問われるので，自分の心的葛藤などに気づき，問題解決する力が不可欠になる。しかし，病であることが欠点や罰のように思われたり，健康志向が強調されすぎる危険性についても，つねに配慮しなくてはならない。

　日本では「健康おたく」という表現もあるが，北米では「健康という専制（君主）」などと指摘する声も専門誌に掲出されている。バランスのとれた生き方を志向する教育には，知識だけでなく生活習慣の改善など実践的な課題解決，体験型教育も重要である。たとえば，「ウェルな状態や生き方を主体的に選びとるとはどのようなことか」，「健康おたくは健康なのか」，また「健康をめざすことが個を超えた制御の対象になっていないか」などと，様々な問題をクラスで議論することも，「健康教育」にとってアクティブな思考トレーニングの機会になる。

3. 表現する身体，ステレオタイプな見方からの脱出

「身体」は一人ひとりにとってもっとも身近なものであるが，若者にとっては病気になったり，様々な障害に遭遇しないと通常は忘れられているものかもしれない。普段は意識下にある，きわめて厄介なものとも言われる表現する身体について，次に簡単に考えておきたい。

一般に「表現する身体」というと，「躍動する身体」を思い浮かべる人もいれば，内奥の叫びが外に現れ出る「身体表出性」の症状を思い浮かべる人もいるかもしれない。表現という言葉は，文学，芸術をはじめ，きわめて幅広く使われるが，本書でいう「表現する身体」は，自ら知らずに身体に現れ出る深層（内奥）の叫びから，仲間とともに行き来する交流体，あるいは観客の前で自己表現する身体までを包括する，広い意味での一つの連続体である。つまり，「からだ，身体」は，何かひとつの実体として，ものとして存在するのではなく，心理的，精神的，社会的などとも言われるように，周囲のすべてのものと連動して成り立っていると考えられる。一人ひとりが健康に生きるためには，心やからだのありようをできるだけ包括的に考え，自らの問題への気づきを創っていくこと，別言すれば，健康は個人の生活全体を考えることであり，それがまた全体性の回復機能として，自然治癒や免疫力を高めることにもつながるのである。

4. 日本語にみられる国民的身体観

身体の世界にも言語のように文法があり，体系がある。どういうことだろうか。それは専門家の間だけでなく，私たちが日々使用する日本語の中にも明示されていて，それらが国民的身体観（身体理解）を形成しているのである。

たとえば，私たちが何気なく使っている言葉の中に，「体，からだ，肉体，身体，人体」などの運用があることからもわかるように，ゆるやかに次の三つに区別される。まず，私にとっての「からだ」は，ケガをすれば痛み，血も噴き出す実体的な存在（第一人称：からだ）である。

しかし，私があなたと交流し，あなたの立場に立って，他者を配慮するからだは，生まれたときのからだとは異なる，後天的に学習したり，獲得されるからだのレベルである。これは，あなたと私の間に存立する存在（第二人称：身体）である。じつは，音楽，料理，スポーツ，手術，芸術など「わざ」の習得には，この道具

や他者と融合する身体の在り方が不可欠なのである。たとえば，私たちが意識下で周囲のまなざしに敏感になったり，あるいは周りをまねたり，マナーや規範として身につけていく社会的な構築物としての身体は，このレベルである。文化の中で，家族や社会から影響を受けて，自分でも気づかないうちに創られた「身体」が時に悲鳴をあげ，自らの心やからだとの一体化がゆがみ，囚われを創出していることも少なくないのである。

そして，三つ目は，個々をとりまく社会や文化の違いを超えてユニバーサルに共有される「人体，肉体」といった第三人称の身体レベルである。国籍の違いや個人差，障害の有無にかかわらず，多くの人が公平に，柔軟に，簡単に，情報を認知できるなど，第一，第二のレベルを包摂する身体のありようを考えるユニバーサルなレベルである。こうして身体は，相互に交流しあい，重層的に存立しているので，心とからだの理解は複雑になるのである。

さて，「身体」の特性が学問の対象に据えられ，活発に研究されるようになったのは20世紀後半以降のことである。先に述べた，日常世界で外界や道具と交流する，あるいは楽器を奏でたり，手術でのメスさばき，スポーツ・ダンスなど各種のわざの習得の過程は，今日では，神経生理学的や認知科学の重要なテーマとなっている。たとえば，東洋的な伝統技法の世界が，現代では癒えること，免疫力を高め，脳の活性化に通じること，さらには，「笑い」や「泣くこと」が精神のカタルシス（浄化作用）となる研究成果も報告されている。カタルシスは，ギリシャ悲劇の本質を論じたアリストテレスによって「恐怖やかなしみ，あわれむ感情の浄化作用」とされたが，今日では，観客の情操が浄化されるだけでなく，パフォーマーの感情の解放である音楽・ダンス療法なども知られている。

100年前のスペインの哲学者，オルテガ・イ・ガセットの言葉を紹介した現代の哲学者中村雄二郎をはじめ，日本語の「身」という言葉の運用に注目した市川浩『〈身〉の構造　身体論を超えて』（講談社，1993）などの先駆的な研究にみられるように，現代の社会学，文化人類学，精神病理学，人間性心理学，あるいは最先端の医学やスポーツ科学の領域から，高齢化社会，環境問題などの様々な社会的課題とつなげて，人間の知覚・認識のはたらきを解明しようと取り組まれているのである。

5. まとめ

　本書では，人間の内界と外界をつなぐリンク（知恵の輪）である身体が，周りのあらゆる生活文化に結びついて存立する点に注目して，「身体とは活動する精神のこと」という視点から，人間をトータルに捉えることをめざしている。

　「表現する身体」というサブタイトルのもとには，人類が創り出してきた価値の体系と関連する内容が数多く紹介されているが，それらは，本書を開いてくださる皆様が，今後，さらに考察を深めていくための指標ともなっている。

　自らの内面的な世界と，地域や社会とのつながりを複合的に考えることで，豊かさとは何か，健康とは何か，あるいは生涯にわたって人間らしく生きること，感じること，考えることを，それぞれが探究したいと思うような内容に満ちていると確信している。本書が，人生哲学ともいえる「健康教育」のトータルな理解となることを，心から願っている。

【註】
1. 冒頭の言葉は，スペインの生命主義者オルテガ・イ・ガセットの「ドン・キホーテをめぐる省察」を，中村が朝日新聞連載「人類知抄」の中で解説したものである。中村はオルテガについて，ベルクソンやジンメルから1世代後の生の哲学の継承者として次のように紹介している。「オルテガは，環境をもって人間の半身だとしている」，「私を取り巻くこの現実の領域は，私という人間の他の半身なのだ！　この領域を通してのみ，私は私自身を完全なものとし，全面的に私自身となることができる」，「オルテガは言う。新しい感性の本質的特徴は，精神的・文化的機能が同時に生物的機能であること，したがって，文化は客観的・超生命的法則だけによって支配されるのではなく，同時にまた生の法則であることを決して忘れまいとの決意である」（中村，1996）。この言葉を引用したのは，100年前のものとは思えない現代的課題につながるからでもあるが，これはそのまま，all-round women（津田塾大学がめざす全人教育の理念）にもつながっているからである。
2. アメリカ合衆国ウェルネス研究所（NWI）では，創設に関わったヘトラー（Hettler, B.）が，相互依存する次元として肉体面，社会面，知性面，スピリチュアル面，情緒面，職業面の六つを図示している。

【参考文献】

アーサー・クラインマン　江口重幸，下地明友，松澤和正他訳　精神医学を再考する－疾患カテゴリーから個人的経験へ　東京：みすず書房，2012

中村雄二郎　人類知抄－百家言　東京：朝日新聞出版，1996

村井孝子　健康も流行する　東京：杏林書院，1972

山口順子　自立した女性の育成を目指す－津田塾大学　国立女性教育会館，有馬真喜子，原ひろ子編　時代を拓く女性リーダー　行政・大学・企業・団体での人材育成支援　東京：明石書店，2008

第1章
健康教育の世界へ

健康教育のはじまり
個人の健康・社会の健康

山口　順子

　健康とはもっとも積極的なもの，意欲的な内容をもつものである。個人のもつ知的，情緒的，道徳的，生理的な可能性を最大限にのばして，しかもその結果できあがった個人の力を十分に発揮して，社会に貢献をしようとする意欲（奉仕）のあることが健康力のバロメータである（村井，1972）。

1. 日本と北米の動向

(1) 日本文化の衛生感覚
　日本では，古くから神仏の祈願や神事の前などに身を洗い，汚れを清めるみそぎ（禊，潔身），あるいは修験道の水垢離（みずごり）の儀礼など，清潔さを求める観念がもたれていた。「衛生」に対する感受性は早くから培われていたといえる。こうした慣習は，様式美をもった現代の「大相撲」の取り組みで，力士が土俵に上がる前に身や心を清めるために口を濯ぎ，体を拭き，塩をまいて土俵を清めるしぐさの中にも象徴されている。
　かような衛生観念が生まれてきた背景には，菌の繁殖に気をつけなくてはならなかった日本の高温多湿の気候が影響していたかもしれない。また神道やアニミズム志向といった宗教的な影響があったことなど諸説あるが，現代では潔癖さが高じて，不特定多数の人が触るドアノブや電車のつり革に触れられない清潔症候群という新たな話題が加わるようになった。抗菌製品が出回るこのような傾向は，まことに世界でも類稀である。
　衛生観念や健康に対する意識は，江戸前期の儒学者，貝原益軒（1630-1714）の『益軒十訓』にもみられるが，その中の一書，『養生訓』にもあるとおり，健

康は基礎知識だけ学べばよいのではない。生活の中で習慣化するまで習う必要があると，学習の必要性が理解されていた。しかし，自己意識をもって健康な社会，さらには公序良俗がもとめられる集団や社会の健康というパブリックな視点を含む衛生教育，保健教育，あるいは健康教育という学校制度が整うには，さらに200有余年の歳月が必要であった。日本では，衛生行政が始まるのは19世紀末である。

(2) 北米からの影響　健康教育(保健教育)の萌芽

20世紀になると，健康教育の世界的リーダーであるターナー（Turner, C. E. 1890-1974）が，WHO（世界保健機関）の健康教育部門の担当として訪日し，その後数年滞在している。ターナーの著書"Principles of Health Education"（1934）は1936年，高橋喜一によって訳出され，それが「健康教育とは何か」，および「他の保健施設や地域との関係はどうあるか」について，初めて十分な回答を与えた書籍であった（村井，1972）。なおこの時期には，保健法制定（1937），厚生省設置（1938）がある。

米国では，17世紀に同国最古の教育機関ハーバード大学が開校し，その後，各種の州立大学が設立されて学校教育制度がスタートする。これは，英国からの独立後の19世紀後半以降であった。しかし，衛生教育，姿勢教育，健康教育といった様々なプログラムが学校教育に置かれるのは，20世紀を待たねばならなかった。

1880～1890年にかけて，「健康と身体教育（Health and Physical Education）」の制度的な導入が本格化する。身体教育がまず学校教育に取り入れられてまもなく，健康教育がスタートした。身体や健康への教育的な取り組みは，まず医師と教育関係者たちによってはじめられた。代表的な取り組みを述べておきたい。

産業革命後の都市の劣悪な環境，感染症の流行なども影響し，社会でも，人々の健康への関心が高まっていく。後にチャップリンの映画「モダン・タイムス」（1936）で知られるが，人々は，工場での単純な流れ作業に辟易していた。1891年，YMCAでネイスミス（Naismith, J. A.）によってバスケットボールが考案されると多くの若者は夢中になり，後に軍隊の体力作りにも取り入れられるようになった。ちなみにネイスミスは，カナダのマギール大学卒業後，マサチューセッツ州スプリングフィールドのYMCAの指導者となり，バスケットボールを考案し，1898年コロラド大学医学部を修了後，カンザス大学の体育学部長を務め，バスケットボールチームの指導にもあたった。身体教育と健康教育の推進は，まことに医師と教育関係者との，不即不離の関係からはじまったのである。

2. 女性の身体をみるまなざしの変化

　全人教育の理念は，19世紀半ばに英国ではじまった。それは，優れたキリスト教徒の人材育成とも密接に関わっていた。この英国からはじまったmuscular Christian movement（強健なるキリスト教徒の育成運動）が，19世紀後半に北米に入り，スポーツマンが身につけるべき調和のとれた人間教育として，東部のハーバード大やイエール大など有力大学の活発なボートレースのはじまりにも体現されていく。新聞や雑誌での紹介もあって，強健なキリスト教徒の人材育成が，その後の全米でのカレッジ・スポーツの隆盛に拍車をかけることになった。こうした男性文化における活発なスポーツ活動が，女子学生の自立意識の芽生えや自由な行動を誘わないわけがなかった。

　近代スポーツ発祥の地である英国から，様々な刺激も入ってくる。英国ではすでに19世紀半ばから20世紀初頭にかけて，女性の身体のあり方や健康に対する視線が変化しつつあった。ウエストをしぼるために，コルセットで固くからだを締め付ける不自然な姿勢，大きく膨らんだクリノリンと呼ばれるスカートを拡げるアンダーコスチュームが行動様式を制限していると，健康への影響を批判する医師や専門家が現れるようになり，女性の身体へのまなざしが大きく揺れ動いていた。こうして女性の身体や健康に関心が向けられ，女性に適した身体育成の可能性が模索されはじめた。もはや女性は守られ，保護が必要な存在ではなくなり，女性の行動様式や生活様式に大きな変革がはじまったのである。（香川，2011）

3. 欧米社会の新しい潮流を生み出した人物

(1) ダンロップ，ブルーマー，アップルビー
　ここでは，社会の新しい潮流を生み出す「時代の触媒」となった三人の人物を取りあげておきたい。一人目は，英国の発明家ダンロップ（Dunlop, J. B. 1840-1921）である。彼は19世紀末までに空気入りのタイヤを考案し，女性が乗れる自転車の導入をもたらした。その発明によって女性が個人で行動できるようになっただけでなく，サイクリングが国民的な娯楽として受け入れられ，郊外へのピクニックなどレジャータイムにおける活動を推し進め，多数の手引書も出版されるようになった。自転車が健康維持の道具としてだけでなく，実用性をもって広く普及し，女性の自由な行動と自立への道を拓くことになった。

二人目は，婦人改革運動を提唱したデザイナーのブルーマー（Bloomer, A. J. 1818-1894）である。ブルーマーが考案したパンタロン風の活動着は自転車で出かけるために不可欠であったが，日常着としてもファッショナブルにアレンジされ，女性の行動範囲の拡大に大いに貢献した。後に，日本の教育の場にブルーマーがもたらされたことは，いうまでもない。
　そして三人目は，米国において自立した女性の生き方に大きな影響を与えた，英国人の女性指導者，アップルビー（Applebee, C. M. K. 1873-1981）である。
　1901年，アップルビーは個人で米国ハーバード大学夏期セミナーに参加した。女性の身体活動についての議論の中で，彼女が得意としていたフィールド・ホッケーを実演し，授業を受けていた女子学生たちの関心をひくことになった。当時，フィールド・ホッケーは「女性には難しすぎる」との声があったが，活発に行動する女子学生の姿は女性たちの間でも魅力的にみえたのである。

(2) アップルビーの功績

　アップルビーは北米東海岸の有名私立女子大の一つ，ブリンマー大学から声がかかり，秋学期のフィールド・ホッケーの指導に招聘されたが，同時にバサー大学やウェルズリー大学などのリベラルアーツを標榜する他の有名女子大学からも，指導を求められている。ブリンマー大学は，現在も，Smart Women, Strong Women のスローガンを掲げる，勉学にも運動競技にも活発な女子大学である。
　1904年，アップルビーは，ブリンマー大学の屋外スポーツ部門指導者，翌年から身体教育（Physical Education）アスレティック部門の指導者になる。1909年には同大学に「健康部局」を開設し，さらに，米国ペンシルバニア州フィラデルフィアに北米のホッケー協会の拠点を作り，練習用キャンプ地も設立した。その後もブリンマー大学のあるペンシルバニア州フィラデルフィア市を拠点に活動を続け，1928年にブリンマー大学を退いた後も97歳まで指導のため訪米していた。さらにアップルビーは1924年に女子のフィールド・ホッケー誌を創刊したが，後に女性スポーツの雑誌へとターゲットを広げた。スポーツという男性文化の場にも女性が参入し，女性も楽しむことができるという自立した，自由な女性の生き方を支援する風土が確実に醸成されていった。アップルビーは1978年に米国の女性スポーツ団体（National Association of Girls and Women in Sport）から，1980年に女性インターカレッジ競技連盟（Association for Intercollegiate Athletics for Women）から功労賞を授与されている。なお津田塾大学の創設者

津田梅子が1889年に二度目の留学をした先が、ブリンマー大学であった。

4. 20世紀における健康教育のはじまり

　北米では、1911年、全米教育協会と医学協会が、健康問題を扱う共同委員会を設置し、1919年に健康指導に関わる専門家と学校教育関係者のための会議が開催され、Health Education（健康教育）の名称が使われている。それらが各州を単位とした健康教育の行政組織の設置につながっていくが、この頃、日本でもシリアルなどで知られるケロッグ財団等の民間団体が、健康教育の支援を開始している（村井、1972）。
　こうして身体教育の目的が、単に身体を動かすだけでなく、身体のために、身体を通して、身体に即した教育（of the physical, through the physical, in the physical）という合言葉で、教育の形、性格や構造が類型化され、教育目的の論議が活発化していった。同時に哲学、社会学、心理学など人文社会科学系の領域でも、心身問題の解決（欧米ではとくに心身を一体化して解釈できないという問題に悩んでいた）に向けた研究成果が生まれてくる。様々な学問分野で「身体という自己」、あるいは米国の哲学者であり教育学者、ジョン・デューイ（Dewey, J. 1854-1952）の個人と社会をつなぐ行為に関わる「経験」の概念が提起され、それはまもなく日本の教育学の基本概念として、教育現場に多大な影響をもたらすことになる。そして、人々の健康意識の高まりとともに、現在、世界に知られるWHOが設置され、1948年、健康の定義が誕生するのである。

5. WHOの健康の定義とその背景

　WHOの定義とは、「肉体的（生理的）、精神的（心理的）、さらに、社会的見地からもバランスがとれたウェル（健全）な状態」（カッコ内は村井〔1972〕による。原文は"Health is a state of complete physical, mental and social well-being and not merely the absence of disease or infirmity."）であるが、これが理想的な状態＝wellnessとして知られるようになった。
　ところで、Fitzgerald（1994）によれば、WHOの健康の定義が生まれた背景には、ナチス・ドイツの医者たちの生きもの（獣や馬、羊）の取り扱いに対する反感や嫌悪もあったという。ウェル（健全）な人とは、単に肉体的に完全ではつ

らつとし，強健であるということではなく，同時に幸せを感じ，社会的に満足している人のことである。肉体的なあり方とともに，貧困，罪，不幸，気分の落ち込み，性格の弱点などにまで定義を拡大したことによって，内科，外科，予防医学，栄養学，精神の健康，家庭での健康管理，小児科，新生児学，あるいは整形外科，遺伝子工学，出生前診断など，各分野の研究者の協力による共同作業が可能になった。まことに地平が拡大したのである。

さて，WHOの健康の定義が広く知られるようになったが，その具体的な展開は，世界各地域に任せられているので，それぞれの教育機関での主体的な取り組みが不可欠となる。日本におけるその先駆的な取り組みの一つを次に述べる。

6. 津田塾大学における健康教育のはじまり

(1) 全人教育と村井孝子の先導的役割

津田塾大学における「健康と身体教育」は，村井孝子（1912-2001）によって先導的にスタートした。そもそも津田塾大学では，創立当初から全人教育が標榜されている。それは創立者の津田梅子が，米国で6歳から10年余りを過ごしたことも影響している。津田塾大学の開講の辞では，"all-round women" になるように心がけることが語られるが，その建学の理念が歴代学長に継承され，折々に学生たちにも語り継がれている。「人間として，知識だけにかたよった教育ではない，身も心も魂も，すべてが大切に考えられ，バランスよく向上すること」（江尻，山崖，山口，2003）という主張である。

こうした全人的な人間観を継承している第2代星野学長が，運動技術面にも学業面にも優れ，またキリスト教信仰という面でも指導者にふさわしい人物として，1934年に津田英学塾（後の津田塾大学）を卒業した村井孝子に白羽の矢を立て，米国オレゴン州立大学での研鑽に送り出した。1937年，村井は米国での留学から復帰するが，折しも，先述のターナーの訪日とほぼ同時期であった。日本での両者の交流はなかったと思われるが，村井は著書の中で世界的な健康教育の指導者であったターナーの仕事についても，ターナー著『健康教育原論』（1936）を引用して，次のように紹介している。

「今や，われわれ学校の第一義的使命は，事実を教えることにあるという概念を捨て，学校の任務は，児童の身体，精神および健康に十分な考慮を払いつつ良き市民として教育するという概念を尊重していく……」。また，健康と身体教育

に造詣の深い北米の研究者，ウィリアムズ（Williams, J. F.）による健康の定義も紹介している。「健康とは個人の能力や可能性を最大限に発揮して生きる，そして社会に奉仕（貢献）することができる生命の状態である」（村井，1972）。

　これら両者に共通しているのは，良き市民として生きること，教育することを強調している点である。津田塾における全人教育の必要性を実感していた村井は，第二次世界大戦における苦難の時代を通して，学内外で様々な試行に着手した。

　津田塾のプログラムは，「学内にあっては，all-round women の伝統に支えられ，人や生命を尊重する，よりよく生きる，楽しむことができる，健康度を高めていく適応力や感受性という『生きる力』（後に「生命の状態〔QOL〕」）を大切にする教育理念によって展開され，他方，学外にあっては，日本の女子体育・健康教育に新風を吹き込むユニークな存在として，1960年代以降も引き続き熱い眼差しで迎えられている。こうした戦後の津田塾における健康教育が社会に知られるようになるのは，新制大学がスタートしてからである」（江尻，山崖，山口，2003）。

　本書の「まえがき」で引いたオルテガの言葉（中村，1996）が示すように，「新しい感性」とは，まさに「精神的・文化的機能が同時に生物的機能であること」，したがって，「文化は客観的・超生命的法則だけによって支配されるのではなく，同時に生の法則であることを決して忘れまいとの決意」が，奇しくもそのまま，all-round women の育成として実践されている。それが，ただ言葉の上のことではなく，まことに全人的な人間の育成として取り組まれ，現代に息づいている。たとえば『津田塾大学広報』で，村井（1970）は「健康であること」と題して健康診断受診の意味を説いている。ギリシアのヒポクラテスの言葉にふれて，「人の自然に治る力，適応力，感受性をたかめることが……全人的人間を支配する力となり，健康の低下とはこの適応力の低下のことである」，また「健康診断とは，自分の適応性に対する確信をえていく一つの道である」と全学に呼びかけている（江尻，山崖，山口，2003）。ここにも設立当時の精神がかいまみられる。

(2) 新しい病理論とともに

　こうした健康教育のあり方は，米国の公衆衛生における新しい病気観・病理論とともに発展してきたことも事実である。セリエ（Selye, H. 1907-1982）のストレス学説（1938）によって，19世紀以降主流であった病気の原因をウイルス，細菌という外的なファクターに求めるだけではなく，人間の側にも目を向けるこ

とが明確に考えられるようになる。全米の健康教育の組織的活動，世界の人々の努力で，WHOの健康の定義も示され，津田塾大学の健康支援の目標も活発化する。

村井の著書『健康教育　健康も流行する』(1972) は，伝染病だけが流行するのではないという疫学的健康観を提示し，人間の側に目を向けることがまだ十分でなかった時代に，生命科学，細胞学，免疫論，また精神疾患の治療に貢献しているジェイコブソンの科学的リラクセーションにもふれ，心の教育の必要性を説いている。そこには個人の健康だけでなく，クリスチャンとして他者や社会に奉仕する精神をもって集団や社会の健康を考えるというパブリックな視点が包含されていた（江尻，山崖，山口，2003）。

(3) 一人ひとりが健康教育の指導者となる

健康は，一人ひとりが創り出していく「人類共通の目標」であるから，単に知識を学ぶだけで十分なのではなく，健康についての「気づき」や「認識」を生涯にわたる行動の変容につなげる実践活動が不可欠である。そのために自らの身体感覚を振り返り，身体経験を掘り下げて語れることが重要となる。様々な授業で，毎回，コメント・シートを活用しながら自らの経験を言語化することも伝統的なやり方である。すべての受講者が，将来にわたって，家庭の，地域の，社会の，世界の，健康指導者になることがめざされている。実際，卒業後に専門教育を受けなおし海外で健康教育の指導者になった卒業生もいる。

津田塾のプログラムのユニークな点について，次のようにまとめられる。
①欧米の女子教育にモデルを求め，それを実際に学び，きめ細かく編成することに燃えていた教員がいたこと，②日々の教育研究活動に自信と誇りをもって取り組める学内の教育研究環境が用意されていたこと，すなわち，創立以来の全人教育という強い教育理念に支えられてきたこと，③それを享受できる素晴らしい学生が集まっていたこと。

これらの要因が相互に支え合い，「自立と個性を尊重する」教育が，この100年の固有な歴史を作り上げてきたといえる（江尻，山崖，山口，2003）。

7. WHOの健康の定義が理解しにくい理由

最後にWHOの定義について考えておきたい。WHOはその憲章前文の中で，「健康」を「完全な肉体的，精神的及び社会的福祉の状態であり，単に疾病又は病弱

の存在しないことではない」と定義している。日本は1951年に受諾し，官報の訳が提出された。

　この，よく知られているはずのWHOの憲章前文にある「健康の定義」(1946)について，折々に様々な専攻の若者に聞いてみると，「WHOの存在は知っている，高校時代にも健康の定義を学んだ，しかし，具体的に考えたことはない」という声が多い。思いのほか受け入れられていないと感じていたら，学生から鋭いコメントが出てきた。「健康の定義には『完全な肉体的，精神的及び社会的福祉の状態であり……』とあるが，それは不可能である。『肉体的にも，精神的にも』と完全さを求めては，健康を達成することはできない」という。どうも「完全な」という翻訳に違和感があるらしい。さらに，「到達しうる最高基準の健康を享有することは，人種，宗教，政治的信念又は経済的若しくは社会的条件の差別なしに万人の有する基本的権利の一つである」といった格調高いWHOの意図が届くには，より十分な議論が必要なようである。

　それに対して，「健康の定義は，今までは身体（肉体）のことだけだと思っていたが，精神や，社会的地位を示す場合もあるということを初めて知った」とか，「健康という言葉は，いろいろな方面から考えられるが，それによって意味が変わってくるということがわかった」という声もあった。

　こうした訳出がわかりにくいということもあるのだろう。公益社団法人日本WHO協会が日本語の定訳の見直しをはかり，次のような日本WHO協会仮訳を作成している。

　「健康とは，病気でないとか，弱っていないということではなく，肉体的にも，精神的にも，そして社会的にも，すべてが満たされた状態にあることをいいます」。

　この協会仮訳に対して，学生たちからはわかりやすくなったという声がある一方、オリジナルの表現とニュアンスが変わってしまったという声もある。「すべてが満たされた状態」には個人差があるため，「水準を下回ることなく」という表現を具体的に付け加えた方が良いという声や，社会には貧困格差による直接的な健康状態の差があるため，「協力的に」と加筆した方が良いとか，自助的な健康管理はすぐできるが，「不可能な人々に手を差し伸べよう」というメッセージが欠けていることは，「社会的（奉仕）の観点からWHOの憲章を満たしていないかもしれない」といった指摘もあり，健康の定義を考える，よい機会になっている。

　全世界の人々の保健衛生向上のために，「健康の定義」ができてから60年以上が過ぎている。1998年に定義の改正案が総会に提起されたが，その後の進展は

なく，現在も保留中である^(註1)。多くの関係者がその動向に注目しているが，文化が異なれば，一つひとつの言葉の意味も，運用の仕方も変化する。WHOの役目はあくまでも全体の枠組みを示すことで，具体的な運用はそれぞれの現場に任されている。具体的に活動しながら考え続けることが不可欠なのである。

8. 近代医療の見直しと心身二元論の実践的克服

　先述したように欧米では，近代科学の父デカルト（Descartes, R. 1596-1650）以来の心身問題である「心とからだ」を一体化できない悩みをかかえてきた。しかしその解決も，西欧からはじまるのである。20世紀の初め，オーストリアの精神医学者フロイト（Freud, S. 1856-1939）が，意識下で働く「無意識」という概念を提起した。これによって，精神の背後にあって忘れられがちな「身体」がもつ知覚し認識する機能が改めて照射されるようになった。「人間の生きること，感覚すること，考えること」につながる身体の認知機能の研究や，心身問題克服の新しい発想法のアートが西欧でもはじまり，「病と健康」，「精神と身体」など二項対立的な理解に変化を作り出したのである。20世紀になると，日常生活において言語によって分割される二元的な見方を乗り越える，音楽，美術，ゲーム，料理といった「わざ」の世界に脳科学の光が当たるようになった。脳内のイメージや身体感覚のしくみを解明し，認知症対策につなげる試みも進行している。

　東西医療の統合もはじまっている。東洋的なわざの世界は，「二元論の実践的克服（Achieved Unity）」ともいわれるように，鍛錬によって自らの心身と一体になることをめざしている。武術家が敵から身を守るための技法も，単なる戦いの手段なのではなく，身体的能力の向上と人格陶冶の一体化した世界に至る方法である。「技法は心法（心作用を滅し去った状態に至るもの）」（寒川, 2006）であり，緊張と弛緩による心身の調整を通しての鍛錬である。ヨーガはサンスクリット語で，くびきを掛ける「結合」を意味するが，自らの内面的世界と外面的行動をつなげることである。分析よりも全体的な調和を重視する心身療法や補完・代替医療（alternative medicine）など，現代の医科学とは別の民族・伝統療法で，マッサージ，瞑想，気功や太極拳，鍼灸，ヨガなどの幅広い方法で，人間性回復，心身医療，または「心とからだと地球」とのつながりを考えるようなアプローチである。

9. 文化が変わると身体や健康の理解も変化する

　身体の理解は，自然界の見方にも関連する。文化が異なると身体観（自然観）が異なる，つまり健康の理解にも関わってくるのである。ヨーロッパ近代と日本の身体に関する二つの見解をあげて，本稿のまとめとしたい。

　　ヨーロッパ近代においては，老いはまさに負の要素であり，負い目そのものだった。若さを美徳とするこの考え方の背後に，生産第一主義が潜んでいることは疑いない。効率よく生産するには青年のほうが適している。だが，人生を豊かに過ごすという意味での消費第一主義の見地に立った場合には，事情が違ってくる。見事に老いたものもまた価値を有するのである。事実，かつての日本においては，若く見られることのほうが恥ずかしいことだったのだ。……たとえば能狂言においては，若さは必ずしも美徳ではない。日本舞踊においてもそうだ。いや，剣道や柔道といった武術においてさえ，老いは決して負の要素ではなかった（三浦，1999）。

　　欧米の社会の人びとにとっては，身体は個別な実体であり，物であり，一つの「それ」，つまり機械のような客観的なもので，思考や情動とは切り離されたものである。一方，欧米以外の数多くの社会に暮らす人びとにとっては，身体は，社会的関係と自己を結びつけている開かれたシステムであり，全体的な秩序のなかで相互に連関した要素のあいだの生命的な平衡状態なのである。情動と認識は，身体的過程のなかに統合されている。その身体－自己〔body-self〔＝身体という自己，引用者補足〕〕は，個人の世俗化された私的な領域ではなく，神聖な，社会を中心とした世界の有機的な一部であり，（神を含む）他者との交換をともなったひとつのコミュニケーション・システムなのである（クラインマン，1996）。

　現在ほど「健康であれ」「健康は自らが創り出すもの」と個人の責任が問われるような時代はないかもしれない。様々な声や情報をそのまま受け入れるのでなく，自らが「生きること，感じること，考えること」を通して健康の問題を考えていくことが，いっそう求められているのである。

【註】
1. 1998年，WHO憲章全体の見直し作業の中で，WHO執行理事会において「健康」の定義の改正が提案され，議論された（下線部が追加案）。
"Health is a <u>dynamic</u> state of complete physical, mental, <u>spiritual</u> and social well-being and not merely the absence of disease or infirmity".
投票の結果，総会の議題とすることが採択されたが，改正案の採択には至っていない。その主な趣旨は，従来の健康の定義にDynamicとSpiritualityの二つの語を入れるという議案である。なお，改正案の原案は東地中海地域事務局によって作成された。Dynamicについては「健康と疾病は別個のものではなく連続したものである」と意味づけている。また，Spiritualityは人間の尊厳の確保やQuality of Lifeを考えるために必要な，本質的なものとする意見も出ており，異なる宗教や自然観／身体観の理解の違いから，健康へのまなざしの合意を得るのは難しいようで，保留となっている。

【参考文献】
アーサー・クラインマン　江口重幸，五木田紳，上野豪志訳　病いの語り－慢性の病いをめぐる臨床人類学　東京：誠信書房，1996
デュボス　R　田多井吉之助訳　健康という幻想　東京：紀伊國屋書店，1977
江尻美穂子，山崖俊子，山口順子　津田塾大学100年史　2003
Fitzgerald FT. The Tyranny of Health. *The New England Journal of Medicine*, 1994; 331: 196-198.
香川せつ子編　女性と身体教育：19-20世紀初頭英国文献集成　*Women's Body, Health and Physical Education in Nineteenth to Early Twentieth-Century Britain*, Tokyo: Eureka Press, 2011.
ターナー　CE　高橋喜一訳　健康教育原論　東京：右文館，1936
村井孝子　津田塾大学広報　1970；5-9
村井孝子　健康教育－健康も流行する　東京：杏林書院，1972
三浦雅士　考える身体　東京：NTT出版，1999
中村雄二郎　人類知抄－百家言　東京：朝日新聞出版，1996
寒川恒夫　人間にとってスポーツとは何か－スポーツ人類学の視点から　学術の動向　2006；10：16-17
世界保健機関憲章前文（日本WHO協会仮訳）　日本WHO協会　http://www.japan-who.or.jp/commodity/index.html（2015年2月1日にアクセス）

コラム **「表現する身体」**
姿勢マスターのアルファベット

山口　順子

　適切な動作・姿勢が健康に大切であることは，洋の東西を問わず，人々の大きな関心事だったようだ。欧米では，正しい姿勢を学ぶ方法や評価法が早くから考案されている。米国では，19世紀後半の学校教育で，姿勢の躾が徹底していたことが知られているが，それよりもさらに早い18世紀後半，英国の裕福な家庭では，姿勢と文字の習得が意識されていた（図1-3）。

　どういうことかというと，私たちは自分のからだの左右感覚がはっきりしていないと，文字の区別もできないのである。たとえば，「b」と「d」の区別。どちらにお団子（o）がついているか，迷った経験はないだろうか。区別がつかない子どもたちを，覚えが悪いといくら叱ってもかわいそうなのだ。どちらにoがついているのかわからない場合は，右手と左手の区別もつかないと考えられる。私たちは，左右感覚をどうやって学んだのだろう。日本語でも「さ」と「ち」，「あ，ぬ，ね」など，何度もからだに覚え込ませて文字を習得したが，そのプロセスを覚えている人はほとんどいないだろう。

　からだの感覚は，日常の生活の中に埋もれている。箸やスプーンをもつ手を基本にして右左を区別しているのかもしれないし，たとえば踊りを学ぶ場合は，時計をイメージして，右回り，左回りを体得しているのかもしれない。姿勢から文字を想起し，文字から姿勢を想起している。こうした文字認識のおおもとにある「からだの感覚」が，すべての学習につながっている。「姿勢」はからだの問題を超えて「人の生きる姿勢」にまでつながっているのである。私たちの認識のおおもとにある「表現する身体」は，現代における興味深いテーマ

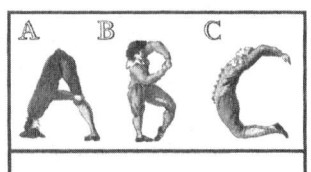

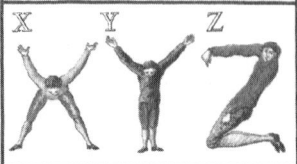

図1『姿勢マスターのアルファベット』表紙（The Colonial Williamsburg Foundation, 1995）
18世紀，英国の富裕層は，自宅に家庭教師（マスター：熟達した人）を雇い，子どもたちの教育を行っていたことが知られている。ミュージックマスター，ダンスマスター，フェンシングマスターなどとともに，姿勢マスターがいたのだろうかと想像される。

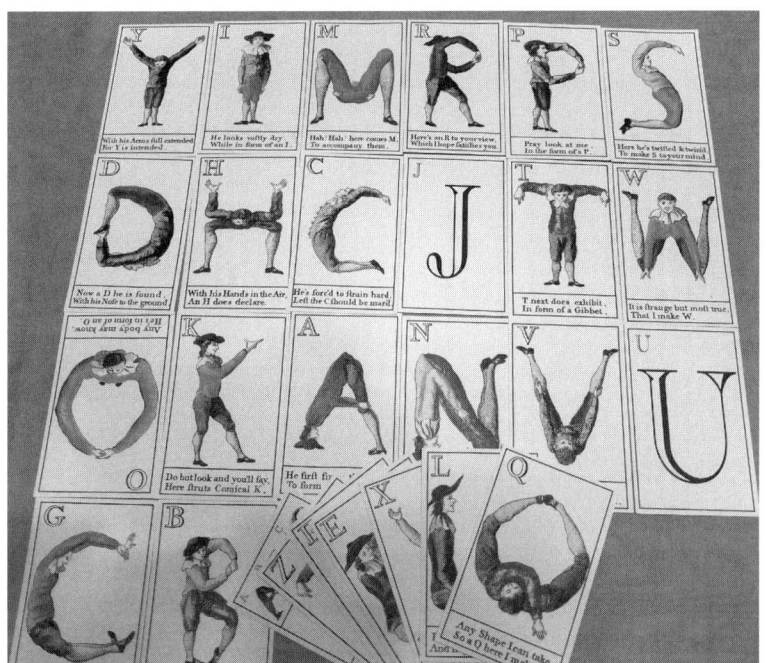

図2 『姿勢マスターのアルファベット』（筆者撮影）
子どもたちがアルファベットを楽しく学べるように，算数，文法から天文学まで，様々なことを教えるために使われていたこのカードは，1782年，英国の Carington Bowles 社が印刷，出版したアルファベットにもとづいている。
当時，アルファベットは全部で24文字からなっていたが，JとUの代わりにIとVをあてるのが習わしだった。中にはJやUの文字が使われることもあったが，JとUの文字が日常的に使われるようになるのは，19世紀になってからである。米国バージニア州東部にあるコロニアル・ウィリアムズバーグ（英国植民地時代の復元村）で制作されたカード（復刻版）には，JとUのカードも含まれているが，それは他のアルファベット・カードとは明確に区別されている。復刻版の解説によれば，18世紀のアルファベットが現代のものとは異なっていることを，現代の学生・生徒に知ってほしいという意図もあるという。アルファベット26文字の歴史は意外と短いのである。

なのである。
　厚生労働省は，日本の健康づくりとして，1978年から10年ごとに「国民健康づくり対策」を実施してきている。第1次は「健康づくりの3要素（栄養・運動・休養）の健康増進事業の推進」，第2次は「運動習慣の普及」，第3次は「21世紀における国民健康づくり運動（一次予防の重視と生活の質の向上）」である。その後の取り組みは，健康増進法の施行（2003），介護保険制度における予防重視型システムの導入（2006），「3要素の基準の改定」，「メタボリックシンドローム対策」（2008）などである。
　生活習慣の改善の普及もあって，「栄養・食生活」，「身体活動・運動」，「休養・ここ

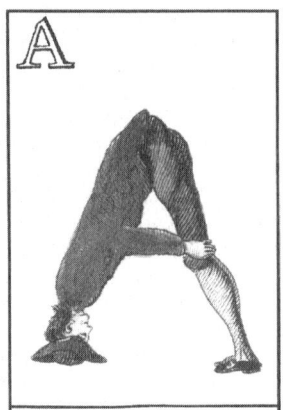
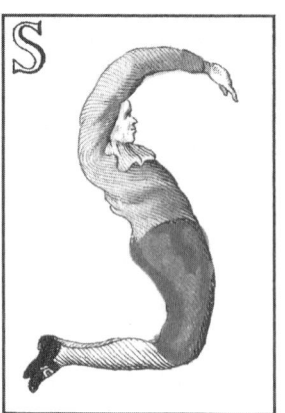

図3 AとSのカード
(The Colonial Williamsburg Foundation, 1995)
カードAには「主人公が，最初に，大文字のAを形づくっている」，カードSには「主人公が，自分の心の中でSの文字を描きながらからだをくねらせている」と記されている。なおカードAの2語目とカードSの3語目にあるfのように見える文字は，sである。

ろの健康づくり」に対する人々の意識も向上し，意識的に身体を動かす男女の割合は増加しているという（平成26年版厚生労働白書）。

なかでも最近は，「身体活動・運動」が生活習慣予防の観点から重視されているが，運動は，ただ動けばよいのではなく，適切なイメージをもって行うことが大切である。「健康日本21」（第2次）でも，意識の向上，日常の行動を変えるための「動機づけ」が提示されている。健康状態の自覚のために，自分にとってもっとも身近な姿勢への気づきがいっそう重視されてもよいだろう。

津田塾大学では，20世紀後半まで，欧米の姿勢教育をモデルに，立ち方，歩き方などの姿勢検査を健康診断時に実施していた。検査結果は，その後の姿勢の授業に生かされていた。現在，姿勢検査は実施されていないが，よい姿勢は健康に大きな影響を与えることは，広く理解されている。外見の話だけではなく，姿勢には豊かな人間性が表れるのである。日常の動作や姿勢の意識を高め，自らの健康状態を自覚することで，生涯を通じた「女性の健康づくり」（厚生労働白書）の効果も期待できる。

『姿勢マスターのアルファベット』は，内から意識するからだと，外からのイメージをつなぐアイディアにも通じるだろう。

【参考文献】
The Colonial Williamsburg Foundation, Posture Master Alphabet, 1995（復刻版）.

第 2 章
食と健康

世界の人口は現在，72億人

　何億もの人々が食料不足にあえぐ中，ほかの何億もの人々は食べ過ぎて，肥満に苦しんでいるという。国民の3割強が肥満の米国では，低所得層や子どもの肥満が社会問題にまで発展している。肥満が生活習慣病を引き起こし，その医療費が財政の負担になっているのである。肥満の原因は食生活，運動不足，遺伝子的な体質等と様々であるが，なかでも食生活の影響は大きい。

　一方で，拒食症や過食症等の摂食障害に陥り，苦しんでいる人々もいる。やせたい一心からダイエットをはじめ，それが高じると身体はこれまでとは異なった状態に入る。空腹感を感じなくなり，体重計の針が少ない数字を示すことや，これまで着ていた洋服がぶかぶかになることに喜びを覚える。食べようと思っても，身体も心も食べることを拒絶しているのである。肥満の時代にあって，日本の20～30代女性のやせ過ぎは，世界でも珍しい傾向であるが，やせは本人の健康問題にとどまらず，将来生まれてくる子どもの健康にも影響を及ぼす。

　そもそも「食べる」という行為は，人間の生の営みに欠かせないものであるが，「食べる」ことに関する問題は山積みである。食行動の問題だけではなく，食品それ自体の問題もある。食品偽装，食品添加物，放射能汚染……とあげてみればキリがない。日本における食料自給率の低さ，一方で廃棄される膨大な量の食品も，現代社会を反映している「食」の問題である。

　世界の人々は様々な点で異なっているが，「食べる」という行為では1つにつながっており，その楽しみは万国共通である。「食」を味わうには，身体や心のあらゆるものが関わっており，「食」を楽しむことは人生を楽しむことに通じている。その人がその人なりに，人生の楽しみや辛さを咀嚼できるように，本章「食と健康」では「食」を心理学，法学，栄養学，国際関係学等の観点から捉え，思う存分味わってみたい。

（井上　則子）

第 1 節

身体と心の対話
食べることとの関連で

加藤　美智子

1. はじめに

　生きていくためには，食べることは欠かせない。私たち人間にとって切り離せないことである。また，生きていくということは人と人との出会いの総体でもある。人との出会いとは，他者との出会いもあり自分との出会いもある。
　人と人とが出会ったところで一人の人間が誕生する。そして赤ちゃん（乳児）期，幼児期，児童期，思春期，青年期，壮年期，中年期，老年期と続き，実に多くの人と出会い一生を終える。いったいどのくらいの人々に出会うことだろう。
　こういう一生の中で，私たちは常に食べることとも付き合っている。その時々で楽しみ，悲しみ，葛藤し，もがくことを経験しながら，食べる。その時に身体と心のすれ違いが生じることは，私たちに苦しみを与えることにもなる。
　本稿では，「身体と心の対話のすすめ」を願いながら，筆者の心理臨床経験に基づいて，「食べること」について考えていく。

2. 食べる行動と体重管理の社会の中で生きる

　「食べること」は，私たちが母体の中にいる時から始まる。約10カ月間，母体からへその緒を通して栄養補給がなされる。赤ちゃんの生命力とお母さんの体力とのバランスに従って栄養の補給がなされている。
　そしてこの世に誕生した後，12カ月間ぐらいは母乳や人工ミルクで栄養を摂る。生後100日頃になると，子どもの成長を願い，生涯食べることに困らないようにと，大人と同じ食物を食べる儀式を行う。新しい膳，椀，箸を揃えて，尾頭付きの魚，赤飯などを用意する。食べることができるようになる喜びを，みん

なでお祝いすることでもあり，ここに人生初期の身近な人々との出会いと食物との出会い，自分の存在が受け入れられているという体験がある。

　この時期からお母さんは離乳食を作り始め，口から固形の食物を取り入れる。栄養を外界から摂取して，胃腸で消化吸収を行い自らの命を維持する。一生続く営みである。

　一方，文明社会においては生涯にわたり食べることと関連して，健康のために体重の管理もされる。胎内にいる間は，健康に胎児が育っているか，母体が健康を維持できているか，などを判断するために，お母さんは母子手帳をもらったその時から，月に1回の健診を受けて体重の測定をされる。これは胎児の成長を測定することでもある。増え過ぎても増えなくても母親は医師から怒られる。怒られるという表現は的外れかもしれないが，この健診が母親にとって楽しみでもあり心配でもあり苦痛でもある。その心理的負担はかなりのものである。「ちゃんと食べていますか？」と言われ，体重が妙に増えていると「食べ過ぎですよ」と言われる。もう自分のためだけの食事ではなくなっている。これを毎月毎月，母親は10カ月ほどの間，続けなければならない。そして，赤ちゃんが無事誕生すると，その喜びと不安と緊張が続く毎日の育児を行いながら，母親は赤ちゃんの1カ月健診，3カ月健診，6カ月健診，1年健診，3歳健診を受け，赤ちゃんの体重に一喜一憂する。

　自覚のない赤ちゃんの時期から私たちは「順調に育っていますね」，「あ，ちょっと心配ですね」と，体重を媒介に健康や成長を管理される。食べものと体重との長い付き合いと，それに伴う心理的状況がもう始まっているのである。そして母親は，ずっと子どもの体重のことが心配の種になり，母親としての評価が下されるという経験をしながら子育てを行っていく。この母親の経験が，母親との一体感が強い子どもに影響を与える可能性は否定できないであろう。

　さらに，幼稚園，小学校と成長していくと，現代の日本では，太っているのはあまり良くなくて，身長と体重の比率から健康を判断し，痩身美を賛美するような文化に母子ともに放り込まれる。自分の食行動の傾向や母親の食行動への意識などが，幼稚園や学校での体力測定や健康診断という制度のもとで管理される。体重と，健康と，自分自身のありようが常に絡みながら，子どもは成長していくのである。

　しかし近年は，大人になっても食行動と体重の関係から解放されない。イケメンや美女はすらりと背が高く太ってはいけない。またメタボリック健診と称した

中年以降の体重注目システムがある。中高年はちょっとおなかが出ているほうが，貫禄があって良いと言われた時代もあるが，現代では認められない。健康で長生きをするためには，野菜を多く摂取し，カロリーを控え，栄養素を考慮した食事が勧められ，運動することが推奨される。

このようにみてくると，健康のために体重の管理が大切であると考える社会の中で，私たちは生きていることが分かる。そして，「食べること」と「健康」と「体重」，さらに，それらに影響される「心理的反応」の連環の中で生きているとも思えてくる。もっとも，この連環があるからこそ健康で長生きができることは言うまでもない。しかし，この連環の中には私たちを苦しめる呪縛も隠れていることを忘れてはならない。

3. 食べることと心

人間であるということを考える時，「心」というものを想定しないわけにはいかない。「心」は脳の働きによって生じる機能かもしれないが，私たちが「考える」，「感じる」のは「心」であるととらえるのは日常であろう。食べることにまつわる様々な心理的反応を引き起こす環境が，現代日本には存在する。そして，心との関係から食べることもあるだろう。間違いなくそこに存在するのは，「身体と心」である。身体が，食することを欲するがゆえに食行動を起こす。人は生物なので生命維持のためにまず食を欲するであろう。しかし，人間は純粋に栄養学的な生命維持のためにだけ食を欲するのではない。美しさのためや，感情や情愛のために食べることもある。あるいは，そういうものの影響を受けて食べる。愛情がこもったおいしい食事は，物理的に調理された料理そのものだけではなく，「おいしく食べていただこう」というような作り手の愛も盛り込まれている。目の前にある料理を食するというのは，ただそれを食べているだけではなく，料理をした人の心もいただいているということになる。恐ろしい話ではあるが，愛ばかりではなく悪意を食べることもあろう。

私たちは，大人になっていく過程で「自分になっていく」。そして一貫して食行動は伴う。私たちは食行動を介して人や自分と関係し，大人になっていくと考えてもよいだろう。

4. 生きることと欲求

　ところで，私たちは何があると生きる力につながるのだろうか。マズローという心理学者が，「欲求の5段階」という説を提唱している。

　マズローによると，人間はまず，「生理的欲求」が満たされていることが必要である。地球上には今，食べものがなくて飢餓に苦しんでいる地域もある一方，テレビでは大食い競争に興じる人々もいる。その矛盾したものが同時に存在しているのが人間の世界のようである。ともあれ，生理的な欲求が満たされていることは人間の基本的欲求である（図1）。

　そして，それが満たされて初めて，少し安全でいたいという欲求が生じてくる。地球上には，戦争・災害など命を脅かされる状況がある。人間は，安全に生きていたいという「安全の欲求」を持っている。

　それらの基本的な欲求が満たされても，まだ人間は欲求というものを持っている。どこかの集団に所属していたい，そして愛を持っていたい，愛を受けていたいという「所属と愛の欲求」である。家族や学校や会社やサークルなどに所属しているという感覚がとても大切だという。自分が，自分の名前で社会のどの集団にも属していないという不安・不安定感・虚無感・居心地の悪さなどは，実に心に負担となる経験である。大学浪人の際，自宅で浪人生活を送ることは，このような気持ちを味わう典型的な場面であろう。他者に自己紹介をしようとしても，どのように自己紹介をするとよいのか分からなかったりする。詩人の谷川俊太郎の名刺には「谷川俊太郎」としか書いていないと聞いたことがある。「こんなふうに生きている人が世の中にはいるのだ。どうすればそのように生きられるのだ

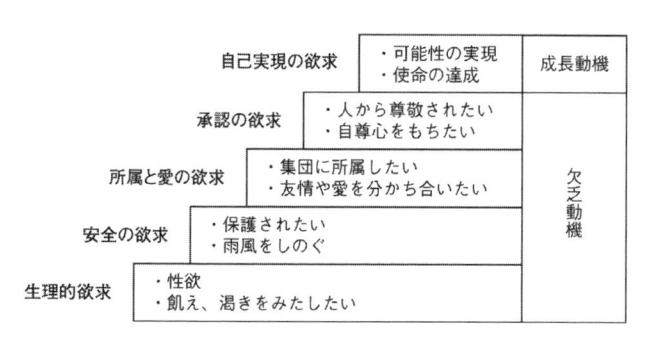

自己実現の欲求	・可能性の実現 ・使命の達成	成長動機
承認の欲求	・人から尊敬されたい ・自尊心をもちたい	欠乏動機
所属と愛の欲求	・集団に所属したい ・友情や愛を分かち合いたい	
安全の欲求	・保護されたい ・雨風をしのぐ	
生理的欲求	・性欲 ・飢え，渇きをみたしたい	

図1　マズローの欲求の5段階（平木，1989）

ろう」と，その名刺を受け取った人は思ったという。谷川俊太郎は，肩書がなくても一人でどっしりと生きている人で，以下に述べる「自己実現の欲求」を充実させて生きている人と言えるだろう。

　そして人間は，所属している集団の中で認められたいと思う「承認の欲求」を持っている。家族の一員であることや，学校や会社の一員であるという実感を持ちたいのである。そこにいても安心していられないような，いてはいけないような気持ちを味わうことは，とても心を疲れさせる。A大学の何年生の私ですというだけではなくて，その大学で成績が優秀だと認められているとか，学生として教職員に認められているという保証を求めるのである。それは，自分が頑張っていることを外界から評価され，認められたいということだろう。不思議なことではあるが，認めてくれる人が世の中に一人でもいると，人間は強く頑張れるものである。

　さらに，人間には他の生き物にはないもう一つの欲求があるという。それは「自己実現の欲求」である。自分が自分としてここに存在している，その自分らしい，自分の潜在性をどのようにこの世の中で具現化するかという欲求である。人間が，この「自己実現の欲求」までを満たされながら生きているならば，それは充実した人生になることだろう。

5．心を見る

　心は目に見えない。身体は実体があり目に見えるものであるが，心となると目に見えないのでなかなか分からない。そして我々人間は，目に見えない心をなんとか目に見えるようにと工夫している。言葉で伝えること，文章で書くこと，絵で描くこと，音楽などもそういう工夫と言えよう。心を言葉や文章や絵や音に投影し，投影された媒介を通して心を見て感じるのである。

　また，意識や現実とつながっている心と，その下に氷河のように広がっている部分の心があるとする考え方がある。フロイト（Freud, S. 1856-1939）が考えた人間の心の構造である。人の心には意識を持っている部分と，自分でも気付いていない無意識の部分がある。そしてそれを調整している自我の機能，こうしてはいけない，こうすべき，こうあらねばならない，と考える超自我の機能がある。また，人間の行動の原動力にもなる，自分の気持ちのままに動きたいと感じる心の機能があり，これをイドと名付けている。

しかもこのイドは，身体とつながっているとフロイトは言う。心と身体は，イドの部分によってエネルギーが行き来するとフロイトは考えたのである。ここに，食べること（身体）と思考や感情（心）のつながりという発想の根拠がある。精神科医の島崎敏樹は，感情は「うごきの感じ」であると述べている（島崎，1952）。人間は感情が動く時，必ず身体的行動を伴うという。怒っている時は「どすんどすん！」と歩くとか，「ばん！」と戸を閉めるなど，行動が荒くなる。あるいは，大きい声になる。また，深く心が閉じてしまったり，沈んでしまった時，人は下を向いたままじっとしているかもしれない。そして，硬い，こわばった表情で笑ったりする。やはり，身体のどこかで心の動きを感じていると言えるだろう。自分の身体の反応に気付くことや，反応のくせや特徴を知ることは，自分を知る上で大切である。動作，姿勢，ジェスチャー，顔の表情，視線，声の調子，相手との距離，顔が赤くなる，汗が出る，服装，化粧，髪型などにも心が表現されていることは多い。

　さらに，言葉ではない相手の表現を，私たちは受け止める。言葉には表されない表現を，なんとなく，第六感で感じていることがあるだろう。この身体に生じる第六感は，身体が緊張していると受け取ることは難しい。身体がリラックスしていると相手の身体の微妙な動きを受け取ることができるのである。

6. 感情の受け取り

　怒り，恐れ，悲しみ，喜び，愛，驚き，虚しさ，安心，満足などの感情を，私たちは実感をもって分かっているのだろうか。案外分からないことがあるのではなかろうか。

　怒ったことがないという人は世の中には存在する。怒るということが分からないという人もいる。怒ると悲しくなって涙が出るという人もいる。また，うれしいとか喜びというものがよく分からないという人もいる。

　反対に，こうした感情にとても敏感な人も存在する。詩を書いたり，音楽を作ったり，絵を描いたりする人の中には感情に敏感な人が多いかもしれない。相手の言葉ではなく言葉の裏に敏感な人もいる。あまりに敏感過ぎて，言葉を信じられなくなる人もいる。相手の感情をどのように感じ，受け取り，応対するかは，生きる上でとても重要であり，難しいことである。

　この感情の受け取りが鋭敏になり，それゆえに悩み，葛藤し，心を閉じやすい

のが青年期である。この時期には，私たちは大人になるために自分と出会う必要が生じる。他人とも出会うが，自分とも出会う。特に思春期から青年期にかけては，「私はどのように生きていこう」，「こんな私はどんな存在なのだろう」と，いろいろに考える。美人で恰好が良いとみんなに思われている人でも，自分の容姿に悩む場合もある。実際の容姿ではなく，自分だけがこだわる自分の容姿が問題なのである。自分に出会うことと身体は密接につながっているのである。身体と心の関係として人間の行動を考えてみると，合点がいく場合も多いのである。

「自分に出会う」という時の自分とは，時間がたっても変わらない自分という感覚である。表面的にはいろいろ変化するが存在するものとしては変わらない自分という感覚。この感覚と「食べる」「食べない」ということも深くつながっている。身体のために食べる側面もあるが，身体のために食べないこともある。心のために食べているし，心のために食べないということもある。身体は食べるけれども心は食べないということもある。小さい子どもの病気として自家中毒という症状がこれにあたる。食べても，食べても栄養にならずに栄養失調になっていく。また，口に入れたものを吐いてしまい，やせてしまうこともある。それから，心は食べたいのにどうしても身体が食べない，食べたいけど食べられないという拒食症と言われる症状にもなる。この場合，身体が食べない，ということを優先して考えるといいようである。食べたいと言っても，食べなければならないと考えていて，心の声によく耳を傾けると，食べたくないという声が聞こえることもある。

身体は食べるし心も食べる場合もある。これがほど良い時には健康である。しかし，行き過ぎてしまうと過食や肥満と言われる。

食べるという行動も，身体が食べるのか食べないのか，心が食べるのか食べないのかによって，様々な症状となって現れる。このことが，人が食べるという行動の理解を難しくしているようである。ある女性は，無性に食べたくなる時は，心に不安やイライラや怒りがあるような気がする，と話してくれた。

心は食べるけれど身体は食べない場合，食物を取り入れても出してしまう。なぜ食べたものを吐くのだろうか。単純に太ってしまうから，吐いてしまえば栄養にならないからという説明は，言うに言われぬ心と身体の葛藤から生じた理屈とも考えられる。

ここでもう一つ，食べる行動について考えてみる。食事をする時，どのような動機で食べるだろうか。食べたいものを食べる人，食べたほうがいいと思うもの

をしっかりと選んで食べる人，それから，とにかく親が作ってくれるもの，レストランに行っても同伴者が注文したものと同じものを食べる人，ただ食卓に並ぶものを食べる人など，その食行動の動機は様々である。

　心で食べる人は，たいてい食べたいものを食べている。食べ過ぎるにしても，食べたいものを食べる。心で食べたいものを食べるとなると，身体に良くないものを多く食べたりもする。すると身体は不満になる。しかし，身体が食べる傾向の強い人は，「食べたい」というよりも「体に良い」ものを食べる。朝はこれを食べて，またお昼はこれを食べた方がよくて，夜はこれにしておいた方がいいだろうと考える。身体のためにはとても健康的で良いことになる。また，身体が欲している栄養素を摂取することが多い。ただ，その人の心は少し不満かもしれないし，何か他の賞賛されたい欲求が働いているかもしれない。

　心と身体の欲求のどのあたりに妥協点を見つけるかということが，またとても難しい。

7. 絵本に見る食行動

　食行動と心について考える時に，とても参考になる絵本が2冊ある。成長に必要な食ということを考えさせられる絵本，エリック・カール『はらぺこあおむし』（偕成社，1976）とアローナ・フランケル『おうじょさまとなかまたち』（鈴木出版，2008）である。

　『はらぺこあおむし』に登場するアオムシは，初めのページに卵として登場し，誕生する。世の中に出て，おなかがぺこぺこで，月曜日にリンゴを一つ見つけて食べる。火曜日にはナシを二つ食べる。水曜日にスモモを三つ食べる。数字を学んでいく絵本であり，子どもが喜ぶきれいな色で描かれている。イチゴやオレンジなどを，どんどんどんどん食べていく。そして緑の葉っぱも食べる。食べ過ぎておなかの具合が悪くなる。しかし，アオムシは葉っぱを食べると具合がよくなる。そうして，とても大きくなる。さなぎになるためである。さなぎになると，何日もじっとしているので，食べることはできない。このさなぎの時期がないと，アオムシは世の中に飛び立てない。

　この『はらぺこあおむし』のイメージが助けとなって，自分になるための心の作業を行っていた人の理解が深められた経験が，筆者にはある。その人は，「自分はものすごく食べていた。でもその後，なんか食べなくなって，じっと毎日，

布団をかぶって寝ている。何だか自己嫌悪にもなるけれど，動けない」と話す。その気持ちを何か絵で描いてみようかと言うと，さなぎの絵を描いた。そうすると，「これはさなぎなので，きっとこの後成虫に変わる。だからもうちょっと寝ていましょうよ」という話にもなる。早くチョウになって出てこないかなとか，さなぎの中はどのようになっているのだろうなどと知りたくなって，外からさなぎの皮を破ってしまうと，中の虫は死んでしまう。さなぎは，中から出てくる時を待たなければならない。さなぎの中では身体は何も食べていない。しかし，さなぎになる前に十分栄養を蓄えている。そして，その時がくると素敵なチョウになって，飛び立っていく。

　生物体に自然な変化を起こすには，何かをたくさん取り入れる必要がある。それは，食べることと関連するように思える。食物ではないものも，一生懸命（食べて）取り入れるのである。たとえば本をむさぼるように読む，音楽ＣＤをたくさん聴く，絵を何枚も何枚も鑑賞するなど，様々な取り入れをして，身体の中で消化吸収を行う。つまり，身体で覚えたり身体で体感することが，変化を生み出すのではないだろうか。

　カウンセリングという営みも，自分のことを何度も何度も話すことを通して，その話を他者に聞いてもらうことを通して，自分の生き方を体感し，消化し，吸収して，新しい生き方につなげていくための人間の力を取り入れているようにも思えてくる。取り入れたものは温められ，熟成され，何か新しいものになる。お酒や醤油の醸造と同じかもしれない。それは，まさに欲求の５段階を提唱したマズローの「自己実現」への過程とも言えるだろう。

　次に挙げる『おうじょさまとなかまたち』は，柔らかいパステル調の美しい表紙からは想像しがたい，強烈なストーリーが展開する。主人公はイモムシであるが，このイモムシは怒りを食べて成長する。

　王女と動物たちが平和に楽しく仲良く暮らしている国がある。ある日，はらぺこで食いしん坊のイモムシが門の隙間からその国に入ってくる。このイモムシはちょっと変わり者で，誰かにいじめられるとおなかがいっぱいになって大きくなる。次々に動物たちに会い，脅かし，相手を驚かせる。ハチにトリにハリネズミにネコにイヌにウマにゾウに出会い，イモムシは脅かしたり噛みついたりして，そのたびに刺されたりひっかかれたり蹴られたりしながら，どんどんどんどん大きく怖い顔のイモムシになっていく。画面からはみ出さんばかりに迫力のある怪獣のようになったイモムシは，ある日，王女に出会う。王女はとても勇敢で慌て

ずに鼻であしらったりもせずに，一言「もう　いいでしょ」と言う。イモムシは ひどく戸惑い，小さく，小さく縮んで，もとどおりの大きさのイモムシになり，門の隙間に戻り，そこでさなぎになる。最後はチョウになって王女の髪に止まり，また気持ちの良い穏やかな毎日が戻る。

　この絵本は，イモムシが動物たちを挑発して，怒りや憎しみを食べ，どんどん怪獣のように大きくなっていくというストーリーが展開する。その絵のすごさと迫力は大変なものである。そして，「もう，いいでしょ」という，王女の一言がある場面の静けさ。その一言でイモムシはもとの姿に戻るのである。怒りや，叫び声や，がさがさした騒音が一瞬にして静けさを呼ぶ場面である。凛として静かな一言を発する人間の存在が必要であると，作者は子どもに教えたかったのだろうか。もちろん平和を願う王女の心も感じる。

　ところで，この絵本が大好きな少女がいた。彼女の母親は仕事と家庭の両立に悩み，カウンセリングを受けていた。ある日，この絵本と少女の話をしてくれたのである。少女は，毎日毎日，母親にこの絵本を読んでもらい，王女の一言の場面になるのを「まだ？」「まだ？」と楽しみにしながら，怪獣のように変身していくイモムシのお話を聞いている。そして，ついに王女の一言のページがくると，母親が読むのを制して，心をこめて「もう，いいでしょ」と王女のセリフを言うのが最大の楽しみになっているという。この少女の行動を，母親はどう受け止めてよいか分からないながらも，少女の希望に応えて毎日絵本を読んでいた。ある時，誰に何を言われたわけではないのに，母親は，「このイモムシは私自身だったのだと思います。娘はそんな私に王女の一言を言い続けたのだと思います」と涙ながらに語った。少女は母親の内面に，言うに言われぬ苛立ちがあったことを感じ取っていたのだろうか。

　どういうニュアンスで王女は「もう，いいでしょ」と言うのだろう。心の中にこのような王女がいてくれるといいなとも思う。こういうふうに言ってくださる王女さまが近くにいてくれるといいなとも思う。

　じっとイモムシを見つめて王女がその一言を言うと，イモムシはすっかり戸惑ってしまって，本来の大きさに縮み始める。イモムシがずっと食べてきていたものは，いじめられた悔しさであったり，憎しみであったり，悲しみや怒りであろう。食べて，食べて，食べて，食べて，食べて怪獣のように大きくなっていく。しかし，きっとこれはイモムシの本意ではなかったのであろう。内面から突き動かされるように怪獣になっていったのではないだろうか。

もとの大きさに戻った普通のイモムシは，地味で，少しも面白くない絵で描かれている。しかし，その普通のイモムシがようやくさなぎになることができ，チョウになる。普通のイモムシになって初めて，王女の髪飾りとして居場所を見つける。国の一員に入れてもらえるのである。実に意味深い結末である。あの巨大なイモムシ（自分）が，体の底から戸惑って，普通のイモムシ（自分）になるのである。普通の自分として生きることが大切なのだとも，気付かされる。

　絵本という世界は，様々なイメージを含み，読み手に様々なイメージを投げかけてくる。絵本作家は，その絵を描く技術とお話を作る技術で，世界を見て，社会を感じて，自分の内面と語り合いながら作品という舞台にイメージを投げ込んでいく。その高い能力によって作品にまで昇華された絵本は，子どもだけではなく大人にも語りかけてくる力を持つのである。絵というイメージの持つ圧倒的な力と，文章の持つ支える力で，人間の心に刺激を与え，何かに気付かせてくれるのである。

8. おわりに

　食べることは身体にとって，とても大切な行為である。そして，心の声を聴く行為としても大切である。自分では気付かない心の声を，食べるものや食べる量や食べ方の中に聴くことができるだろう。ただ単に食欲がある，食欲がない，食べ過ぎた，食べられないなどと，食べることを身体行為としてのみ考えているのは，自分が成長する上でたいへんもったいないことである。

　ぜひ，素敵な絵本を見つけるなどして，自分の身体と心の対話を実現していただきたいと願う。

【参考文献】
平木典子　カウンセリングの話　東京：朝日新聞社，1989
日精研心理臨床センター編　独習 入門カウンセリング・ワークブック　東京：金子書房，
　　1992
島崎敏樹　感情の世界　東京：岩波書店，1952
山中康裕　絵本と童話のユング心理学　大阪：大阪書籍，1986

【絵本】
エリック・カール　もりひさし訳　はらぺこあおむし　東京：偕成社，1976
アローナ・フランケル　もたいなつう訳　おうじょさまとなかまたち　東京：鈴木出版，
　2008

コラム 自傷としての摂食障害

吉村　麻奈美

　摂食障害は 1980 年代に DSM（"Diagnostic and Statistical Manual of Mental Disorders"：『精神疾患の診断・統計マニュアル』）に登場して以降，先進国を中心に増加しているといわれている。思春期以降の女性に多くみられ，軽症例から難治性のものまで，その状態は多岐にわたる。その原因については，生化学，精神力動，認知行動などいくつかの領域から探られてきた。たとえば痩身を礼賛するという欧米の文化的な美の基準が影響しているという見方や，要求を押し付けるような親の影響により，自分に対して無力な感覚を持つようになった子どもが自己統制感を得ようとする方法だとする解釈もある。しかしこれらの病因は，単一というよりも多岐にわたっていて，それらが複雑に絡んでいるとみなされている。

　本人たちの語りをみてみると，摂食障害の事例においては「食べている間は忘れられる」，「吐くとすっきりする」といった言及がしばしばある。この表現はリストカットを行う人の発言とよく似ている，と思う。過食や嘔吐を周囲に知られたくない，と言う人は多く，このことも，リストカットを行う人が一人で隠れて切っていることや，傷跡を隠そうとすることと重なる。両者とも，自己否定的な感覚が強く，自己評価が低いことが多い。併存例も少なくない。

　そういった共通点についてみていくと，摂食障害もある種の自傷行為なのではないか，と思えてくる。摂食障害の渦中にある人は，痩せたい（あるいは太りたくない）という思いが先行し，明確に自分を傷つけようという意思を持っていないことも多いが，食べ物を拒み続けるということは，長期的にみれば自分の体を弱らせて死に至らしめることであるし，摂った食べ物を吐くことや下剤の使用は身体的苦痛を伴い，また，自らの食道や口腔や指を傷つけることでもある。つまり，暗黙に間接的に，いくつかのかたちで自身を傷つけているようにみえるのだ。

　自傷行為の広く共有される定義はこれまで存在していなかったが，2014 年に発行された日本語版 DSM-5 において，今後の研究が推奨される病態として「非自殺的な自傷行為」というカテゴリが登場した。その基本的特徴は，「自分の体の表面への浅いが痛みを伴う損傷を繰り返し加える」とされる。この定義に従うとするならば，摂食障害は自傷行為には含まれないことになるのかもしれない。しかし，摂食障害と自傷行為の共通性についての指摘はやはりなされている。たとえばウォルシュら（2005）は，自傷

行為と物質依存，および摂食障害の間には共通点が多く，「故意に自分の健康を害する症候群」の三主徴であり，嗜癖行動としての性質が共通している，という。「故意に自分の健康を害する症候群」とは，直接的に自分を傷つける行為のほか，アルコールや薬物の乱用，拒食・過食，暴力・危険行為，性的逸脱などの自らの健康を損ない脅かす行動のことで，それらは互いに密接に関連し，将来の自殺行動につながる可能性を持つ，というものだ。自らの健康を損なう行動，とは，広い意味での自傷なのではないだろうか。すなわち，摂食障害もふくめ，上述の行為はすべてが生命を脅かしうる自傷行為ともいうことができるのではないか。

　それでは，なぜ自傷行為はなされるのだろうか。その目的や機能は，人により状況により少しずつ違いがあるだろう。前掲のDSM-5には，自責や怒り，不安のような陰性の情動を減らすことや，対人関係の困難さを解決することが主目的，とある。たしかに，自己嫌悪感の強い人が，身体的な痛みを味わうことで罪悪感を軽減させる効果，すなわち自分を救う効果をもつことがある。あるいは，制御できない否定的感情があり，自傷することにより落ち着きと安らぎを得るという，感情の安定化に寄与する場合もある。このようにみてみると，もはや自分の手に負えないほどの強さの傷つきや感情の動きがあり，それを極力他者に迷惑をかけないかたちで表現している，ある種の自己表現のひとつなのだろう。しかし，それは痛みを伴う，本人も苦しい，苦しいけれどやめられない，そうするしかないので行っている，適切ではない自己表現なのだろう。

　もしも目の前の他者が過食や嘔吐を行っていたら，摂食障害を経験したことがない人は，「そんなこと，なぜするの？」と不思議に思ったり，「やめたほうがいい」と即座に止めたくなったり，するかもしれない。自傷行為の特徴記述のひとつには，「社会的に認められているものではない」というものがある。実際，本人たちにも周囲にも，よくないことをしている，という感覚がつきまとっている。しかし，他に表現のしようがない苦しみが存在するのかもしれない，と捉え直すことにより，印象や関わり方が変化するかもしれない。その先には，同じ機能を持つ，少しでも社会的に認められやすい方の行動を見出すような変化が生じる可能性もある。摂食障害を自傷行為の，そして自己表現の文脈で捉えることは，意味のあることかもしれないと考えている。

【参考文献】
ウォルシュ BW，ローゼン PM　松本俊彦，山口亜希子訳　自傷行為−実証的研究と治療指針　東京：金剛出版，2005
American Psychiatric Association　高橋三郎，大野裕監訳　DSM-5 精神疾患の診断・統計マニュアル　東京：医学書院，2014

第2節

食の安全と消費者の権利

神山　美智子

　東京弁護士会は1980年「食品の安全と人類の未来」というシンポジウムを開催し、これを受けて1981年10月「食品安全基本法の提言」を発表した。この提言は消費者の権利確立を目的とする画期的なものと評価されている。この時、日本弁護士連合会（以下、日弁連と略）も「食品事故被害者救済制度の確立を求める意見書」を発表し、当時この二つの意見書は食品二法と称された。

　これまでの歴史を見ると、食品の安全を脅かす数々の事故・事件が発生し、被害者が救済されていないケースが数多くある。本稿では、弁護士の立場で食の安全と消費者の権利について考えていく。

1. 食品事故を考える

(1) 森永ヒ素ミルク事件

　1955年に発生した森永ヒ素ミルク事件は、乳児用粉ミルクの中にヒ素化合物が混入し、飲んだ乳児がヒ素中毒になったという悲惨な事件である。赤ちゃんが嫌がって飲まず、舌で乳首を押し出すのに、母親は一所懸命飲ませ、我が子をヒ素中毒にしてしまったために、自分を責め続けてきた。

　企業側は、130人も死者が出ているが、その他の人は完治したとして完治宣言を出した。しかし一部の家族が、後遺症は絶対あると頑張り、小児科ではない医師の協力を得て、14年後にようやく森永側に後遺症を認めさせた。これは14年目の訪問と呼ばれている。原因を作った森永乳業が全額出資し、「ひかり協会」を作り、森永ヒ素ミルク事件の患者たちに治療費と生活の援助費を出している。しかし1955年から今日まで、多くの患者が脳性麻痺などの障害に苦しみ続けており、子どもを残しては死ねないという悲惨な思いで生きている親も多かった。

(2) 水俣病とカネミ油症事件

　1956年に発生した水俣病は，チッソという会社が肥料を製造する過程で出た排水を水俣湾に流出させ，その排水に含まれていた有機水銀が水俣湾を汚染したために起きた。汚染された魚介類を摂取した人々が，有機水銀中毒を発症した公害事件である。水俣病は，「母親の胎盤は有害物質を通さない，胎児を守る」という神話が崩れた有名な事件でもある。母親が食べた魚に蓄積していた有機水銀が，胎盤を通って胎児に移行し，胎児性水俣病が発生したのである。写真家のユージン・スミス氏がその人たちの写真を発表したことで，ミナマタはカタカナで世界に通用する事件となった。

　1968年10月カネミ油症事件が起きている。カネミ製の米ヌカ油を買って料理に使用したところ，その油に製造過程で熱媒体として使われた有機塩素PCBが混入しており，食べた人たちがPCB中毒になった事件である。PCBの中には不純物としてダイオキシンも入っていたので，カネミ油症被害者は世界で初めてダイオキシンを食べてしまった人々である。

　水俣病と同様に，カネミ油症の場合もPCBが母親の胎盤を通って胎児に移行したが，胎児性カネミ油症の患者が，あまり名乗り出ておらず正確な数字は分からない。患者団体では100人ぐらいは生まれているのではないかと推定している。カネミ油症の典型的症状は，皮膚などの色素沈着である。爪にも，歯茎にも色素が沈着し黒くなる。また体中にクロロアクネというニキビができる。このニキビはつぶすと臭い膿が出るということで，周囲の人に差別された。常に微熱があってだるいので，外出も控えたり，十分な仕事もできない。病院に行っても，治療の方法がなく完治しないという悲惨な症状であった。

(3) 水俣病とカネミ油症の違い

　水俣病とカネミ油症は被害救済に大きな違いがある。水俣病の場合は水俣湾が汚染され，そこで汚染された魚介類を食べた人が病気になったという，いわゆる環境を介した公害病である。しかしカネミ油症は，自分で買った油で病気になった普通の食中毒であり，消費者被害である。公害病の場合には，公害健康被害補償法があり，水俣病と認定されれば国から一定の補償金が出る。水俣病の原因企業チッソは大きな会社で，損害賠償請求訴訟を起こせば損害賠償金も取れる。森永ヒ素ミルク事件も同様で，森永が大会社であるため，全額出資の協会を作り補償することができた。

しかしカネミ油症は消費者被害であったために，公害健康被害補償法の適用がない。製造元のカネミ倉庫は北九州の零細企業で，訴訟で被害者が勝訴しているが，差し押さえなどの強制執行をすると会社が倒産してしまう。そこでやむなく被害者は，見舞金23万円と，カネミ油症と診断された病気で負担する健康保険の自己負担分のみをカネミ倉庫が支払うという事実上の和解をした。カネミ油症認定審査会が県に設置されているが，患者切り捨てに等しく，当初届出をした人は14,000人もいたが，認定された人は2,000人弱しかいない。その後カネミ油症はダイオキシン病だとして認定基準が改定されて，今も認定作業が続いているが，認定患者はあまり増えていない。

　ダイオキシンは，いわゆる環境ホルモン（内分泌攪乱物質）の典型的なものとされており，女性の生殖被害が大きい。女性患者には早産や流産・死産，あるいは子宮筋腫や卵巣がんが多発しているが，こうした症状についてはカネミ油症との因果関係が一切認められておらず，健康保険の自己負担分も補償されていない。PCBやダイオキシン被害者の治療法も確立していないために，通常の100倍ものダイオキシン血中濃度が判明した女性もいた。がんで死亡した患者も多いが，がんとの因果関係も認定されていないため，治療費も死亡に対する慰謝料も一切補償されていない。

　カネミ油症は治療方法がないので，国の定める難病に指定してほしいという動きがあったが，国の難病制度は，病気の原因が分からずかつ治療方法がない病気を対象としているので，原因が判明しているカネミ油症は難病に指定されなかった。結局，全ての法制度から切り捨てられ，制度の谷間に落ちているという状況である。水俣病は社会科や公民の教科書に必ず収載されているが，カネミ油症が掲載されている教科書は非常に少ない。

（4）ダーク油事件

　カネミ油症被害者は国に対しても訴訟を起こし，一時勝訴したことがある。カネミ油症が見つかる前に，ニワトリが40万羽死に，200万羽が病気になった，いわゆるダーク油事件が起きている。餌を管轄している当時の農林省が調べたところ，カネミ倉庫から納入されたダーク油という廃油が餌に混ぜられていたことが原因だと判明した。その段階で，食品を管轄する当時の厚生省に通報・連絡し，食用油製造過程を調査すべきであったとされ，カネミ油症発症や被害拡大につき，国の責任を認めた判決が出されたのである（福岡地裁小倉支部1985年2月13日

判決)。

　この判決に基づき，原告たちは仮執行として郵便局にある国庫金27億円を差し押さえ，被害者に分配した。被害者はこの仮払金を生活費や治療費に使ってしまったが，その後，他の裁判所で出された判決とともに最高裁判所に係属し，国の敗訴判決が見直される見込みとなった。そうなると，被害者には受け取った27億円の仮払金を直ちに返還せよという判決が出るため，弁護団は当時の農水省の担当者と話し合いをし，1987年，被害者は国に対する訴えを取り下げ，国はそれに同意するという合意ができた。これにより，事実上解決したものと思われた。

(5)『黒い赤ちゃん』出版

　ところが当時の担当者が去った後，後任の農水省担当者は，職務として国の返還請求権を放置できないとして，時効完成の前年である1996年に取り立てを開始した。仮払金を受け取った被害者を調べ，全員に返還を求める手紙を出し裁判所に調停を起こした。仮払金支払い当時，乳児や幼児だった人の中には，自分がカネミ油症患者だと知らずに成人し，また結婚した人もあり，家庭騒動になったり，親が自殺してしまったケースもあった。また裁判所で調停を成立させて，月10万円の年金から国に6万円を返す人まで出てきた。しかし「取り下げ」と国の同意があった際，原告たちは弁護団から「払わなくてもよくなった」といわれており，弁護士に対する不信感も強かった。その頃，ルポライターの明石昇二郎氏が被害者を訪ね歩き，悲惨な状況を聞き出して『黒い赤ちゃん』(講談社，2002) という本を出版した。黒い赤ちゃんとは，胎児性カネミ油症患者のことである。

　東京でダイオキシン反対運動をしていたグループがこの本を読み，「カネミ油症被害者支援センター」を立ち上げ，全国の被害者を訪ね歩き，直接話を聞き，健康診断を受診してもらうなどの調査を重ねた。その活動の結果として，2004年4月，日弁連に対して人権救済の申し立てをすることができた。日弁連人権擁護委員会は現地調査を行い，2006年に人権救済勧告を公表した。その内容は「カネミ倉庫に対しては，判決で認容された損害賠償金を支払う。カネミ倉庫に原因物質であるPCBを販売したカネカには，過去に他の患者に払った和解金と同額を，新認定患者にも払う。国に対しては，仮払金の返還を免除する法的措置をとる」であった。

2007年6月，仮払金免除の特例措置法が成立し，被害者は返還義務から解放されたが，被害者の苦しみは今も続いている。「コメでできた健康に良い油（ライスオイル）だ」といわれて買った，善良で何の過失もない人たちが食品事故に巻き込まれたのである。

2. 被害救済制度

(1) 食品事故被害者救済制度
　当時の厚生省はカネミ油症事件を受け，1973年「食品事故による健康被害者救済の制度化研究会」を発足させ，1979年には最終報告書を公表したが，結局そのまま放置され，いまだに食品事故被害者救済制度はない。食中毒で健康被害を受けても，事業者が共済保険や製造物責任（PL）保険などに加入していないと補償を受けることが難しい。日弁連はその後も救済制度創設の必要性を訴え続け，2009年11月，和歌山県で開催された第52回人権擁護大会第3分科会基調報告「安全で公正な社会を消費者の力で実現しよう」にも，この制度創設を盛り込んでいる。

(2) 医薬品副作用被害救済制度
　医薬品で重篤な副作用を受けた場合は，被害救済制度がある。独立行政法人医薬品医療機器総合機構が担当しているが，医薬品（薬局で購入したものも含む）を適正に使用したにもかかわらず，副作用によって一定レベル以上の健康被害が生じた場合に，医療費等の諸給付を行うものとしている。給付の種類としては，医療費，医療手当，障害年金，障害児養育年金，遺族年金，遺族一時金及び葬祭料がある。副作用で死亡すると遺族年金のほか，一時金約700万円が支給される。過去に給付の対象とされた事例では，薬局で購入した風邪薬によるものが多いが，適正に使用しないと補償されないこともあるため注意が必要である。

3. 法的仕組み

(1) 食品安全基本法制定
　食品の安全に関する法律はいくつかあるが，最も重要な法律は食品衛生法である。戦後すぐに米国の法律を参考に作られたが，条文中に食品の安全という言葉

食品事故関連年表

年	月	事　項
1955	6	森永ヒ素ミルク事件（ヒ素混入）　患者12,131人　死者130人
1956	5	水俣病発生　有機水銀中毒　患者11,000人以上　死者46人以上
1965	6	新潟水俣病　患者49人以上　死者5人以上
1968	10	カネミ油症事件発生　届出患者14,000人　認定患者1,900人
		(1987年訴訟上の和解, 1996年仮払金返還請求, 2002年ダイオキシンの観点から見直し, 2006年日本弁護士連合会人権救済勧告, 2007年特別法成立)
1969	10	食品添加物チクロ使用禁止
		森永ヒ素ミルク事件発掘（14年目の訪問）
1971	4	DDTなど有機塩素系農薬の販売禁止命令（最初で最後）
	5	母乳中のBHC・DDT汚染発覚
1973	4	千葉ニッコー油事件（第2のカネミ油症のおそれ）
	10	化学物質の審査及び製造等の規制に関する法律制定, 1974年PCB指定
1974	8	食品添加物AFⅡ禁止
	12	熱媒体の基準設定（カネミ油症発覚から6年後）
1975	4	輸入かんきつ類から指定外添加物OPP・TBZ（1977, 1978年指定）
(1981	10	東京弁護士会食品安全基本法の提言)
1982	2	食品添加物（酸化防止剤）BHAに発がん性
1983	6	アメリカ五大湖産ワカサギ　ダイオキシン汚染
1984	6	辛子れんこん事件（ボツリヌス菌A型）　患者31人　死者11人
1985	7	ジエチレングリコール入りワイン事件
1989-		トリプトファン事件　主としてアメリカで患者1万人以上　死者38人
1990	6	指定外添加物イマザリル発見（1992年11月指定）
(1992	11	農薬裁判提訴, 2000年敗訴確定)
1996	5	O-157食中毒発生（堺市　患者6,000人以上）
2000	7	雪印加工乳食中毒　患者14,000人以上
2001	9	国内初の狂牛病発見（2009年5月現在36頭）
2002	5-	中国産野菜農薬違法残留問題
	6	協和香料指定外添加物製造発覚, 加工食品回収
	7-	中国産偽やせ薬により被害発生, 被害者約300人, 死者1人
	8	無登録農薬販売使用発覚（2002年12月, 2003年5月農薬取締法改正）
(2003	5	食品安全基本法制定, 食品衛生法改正, 7月食品安全員会発足)
2004	10	水俣病　国・県の責任を認める最高裁判決
2005	2	わが国最初のBSE由来vCJD（変異型クロイツフェルト・ヤコブ病）患者発生報告
2006	2	わが国初の抗生物質添加物ナタマイシン指定
	11	不二家以降, 食品偽装続発
2007	12	中国産農薬混入餃子事件発生
2008	9	汚染米不正流通発覚・メラミン汚染発覚
2009	3	抗生物質添加物第2号ナイシン指定

がなく，米国の法律にはある行政手続きの規定もない。主たる目的が飲食に起因する公衆衛生上の危害（食中毒）の発生防止とされ，食品の消費者が受ける利益は，行政サービスによる反射的な利益であるとされていた。

ところが2001年9月10日，日本で最初のBSE（牛海綿状脳症・狂牛病）が発見された時，その対応に不手際があり，食品安全行政に対する国民の不信と不安が一挙に高まった。当時の新聞が「牛は農林水産省・肉は厚生労働省」という大きな見出しで，縦割り行政を批判していた。この不信感から牛肉消費が落ち込み，酪農・畜産・精肉店・焼肉店・牛丼店などの事業が大打撃を受けた。そもそもヨーロッパ連合（EU）の科学委員会から，日本でBSEが発生する恐れがあるという評価報告が出ることになったのだが，その際に，農林水産省がこれを否定して評価を返上し，その直後に国内初のBSEが発生したのである。

農林水産省と厚生労働省は，合同でBSE問題に関する調査検討委員会を設置し，翌年調査検討委員会報告が公表されたが，この報告は農林水産省の施策を失政とまで厳しく指摘した。これまでの行政は事業者の利益優先であったが，今後は消費者優先でのぞむべきであり，縦割り行政から脱し，互いに連絡を取り合うべきであるとした。カネミ油症事件ですでに指摘されていた「餌は農林省・食用油は厚生省」という縦割り行政，重大事故が発生しなければ動かない後追い行政が痛烈に批判されたのである。

2003年5月，新しい仕組みとして食品安全基本法が制定された。筆者は1981年に東京弁護士会で食品安全基本法の提言に携わった者として，衆議院の内閣委員会に参考人として招致された。「食品安全基本法という立派な名前の法律を，21世紀にふさわしい法律とするため，消費者の権利を明文をもって入れるべきである」と意見を述べたが，参考人の意見聴取は形骸化しており，その翌日に満場一致で可決された。

(2) 食品安全基本法の目的と基本理念

この法律の目的は，「食品の安全性の確保に関する施策を総合的に推進すること」とされている。そして基本理念として，以下のことが示された。

①国民の健康の保護が最も重要であるという基本的認識
②食品供給工程（生産から消費まで）の各段階において適切に講じられることが必要
③国際的動向・国民の意見に十分配慮しつつ科学的知見に基づく施策により，

国民の健康への悪影響が未然に防止されるようにする

また国や地方公共団体及び事業者の責務のほか，消費者の役割として，「食品の安全性の確保に関する知識と理解を深めるとともに，食品の安全性の確保に関する施策について意見を表明するように努めることによって，食品の安全性の確保に積極的な役割を果たすものとする」とされたが，消費者の権利は盛り込まれなかった。なお，同時に食品衛生法も改正され，目的に「食品の安全性の確保のために」，「国民の健康の保護を図ること」が追加された。

(3) 食品安全委員会

食品安全基本法に基づき，2003年7月，内閣府に食品安全委員会が設置された。国民の健康の保護が最も重要であるという基本的認識の下，規制や指導等のリスク管理を行う関係行政機関から独立して，科学的知見に基づき客観的かつ中立公正にリスク評価（食品健康影響評価）を行う機関とされている。食品安全委員会は7名の委員（うち3名は非常勤）で構成され，その下に12の専門調査会が設置されている。正委員は両議院の同意を得て，内閣総理大臣が任命する。

厚生労働省の食品添加物指定，農林水産省の農薬登録，消費者庁の特定保健用食品の許可などに際し，事前にリスク評価を受けるべきことが義務づけられているが，食品安全委員会に消費者代表委員は選任されていない。消費者代表の選任を求める意見は，利益衡量を目的とする委員会ではないとの理由で拒否された。事務局を構成するほとんどが農林水産省や厚生労働省からの出向で，ノーリターンの原則は適用されず，任期が終了すれば出身庁に戻ってゆく。またリスク評価の透明性確保のため，リスクコミュニケーションが重要とされているが，単なる説明会にとどまることが多く，真の意味でのコミュニケーションとはなっていない。

(4) 韓国の食品安全基本法

2006年には韓国でも食品安全基本法ができているが，この法律は明文で食品の安全に関する国民の権利と義務，国と自治体や事業者の責任も定められている。2010年に日弁連で韓国調査を行った時，担当者は，「消費者の権利と健康を守ることこそ自分たちの使命である」と胸をはって答えた。韓国の食品安全基本法には，「消費者が国に申出ができる」「消費者が有害なものを発見した場合，国の機関は検査を受け付けなくてはならない」「有害食品の申出をすると報奨金が出る」

などの制度がある。消費者団体の推薦に基づき，国が研修を行って，消費者（名誉）監視員を選任する制度もある。この監視員は全国に 12,000 人（当時）ほどいるが，立ち入り調査もでき，日当も支払われるので，違法・違反食品摘発に多大な成果をあげている。

食品表示制度も充実しており，不正・不良食品を発見した場合，局番なしの 1399 へ電話すると，政府が調査をする制度もあり，このことは容器に表示されている。また添加物表示，加工食品の原料原産地表示，栄養成分表示も充実している。

(5) 消費者基本法と食品安全基本法

食品安全基本法制定当時，消費者保護基本法の抜本的改正が検討されており，それに続いて食品安全基本法も改正されるものと筆者は考えていたが，残念ながらそのような方向には向かわなかった。消費者基本法は 2004 年に制定され，以下のような基本理念が定められた。

　①消費者の安全確保，自主的かつ合理的選択の機会確保，必要な情報及び教育を受けること，迅速かつ適切な被害救済を消費者の権利として尊重すること
　②消費者の自立の支援
　③国際的な連携の確保
　④環境の保全に配慮

食品関係法にこの基本理念が取り入れられたのは，2012 年の食品表示法であった。

(6) ケネディ大統領の消費者権利宣言

ケネディ大統領が，「全ての人々は消費者である，消費者には 4 つの権利がある」と議会で演説したのは 1962 年である。その内容は，安全の権利，知る権利，選択する権利，そして意見を聞いてもらう権利である。ケネディ大統領の演説から半世紀以上も経つが，残念ながら日本ではいまだに消費者の権利を保障した法律はない。東京都消費生活条例のような条例レベルには，消費者の権利保障の条文があるが，国政レベルにはない。行政や政治家の支出に対する監査請求や，住民直接請求訴訟などの場合も同様で，地方自治法で住民に保障されている権利が，国政レベルには存在しないという矛盾が放置されたままになっている。

4. 食品の安全を守る運動

　1980年代，レーガン・中曽根の時代から日本の規制緩和路線が始まり，現在の安倍内閣による「岩盤規制の撤廃」にまで至った。しかし規制緩和により，日本の安全基準は緩められ続けている。1980年代は労働運動や消費者運動が盛んだったため，米国の要求で食品添加物11品目一挙指定（認可）があった際には，日本中で大きな反対運動が盛り上がった。しかし労働運動の低迷，消費者運動の担い手の高齢化などにより，消費者運動の熱はどんどん冷めている。

　厚生労働省は，国際的に使われていて一定の評価が済んでいる46の食品添加物を一挙指定するという方針を発表し，着々と実行に移しているが，このことは報道すらされず反対運動も起きない。今や食品の安全問題は，諸外国の圧力とあいまって，行政のなすがままである。

(1) 食品添加物としての抗生物質

　46添加物の中で，非常に重大なものは抗生物質添加物である。2006年2月に，我が国初の抗生物質添加物ナタマイシンが指定されたが，日本では目薬に使われていた抗生物質である。その抗生物質を諸外国では，チーズの外側に薄く塗ってカビを防ぐ目的で使用している。日本では食品添加物の規格基準の第1条に，食品は抗生物質を含んでいてはならないという原則が書いてある。抗生物質の入っているものを日常的に食べれば耐性菌ができてしまい，病気治療に対して抗生物質が効かなくなる恐れがあり，ナタマイシンの評価をした食品安全委員会委員の中にも，耐性菌出現を危惧する声があった。筆者が代表をつとめるNGO食の安全・監視市民委員会からも抗生物質添加物を認めるべきではないという意見を出し続けたが，通らなかった。

　2009年3月には，第2号の抗生物質添加物ナイシンが指定された。ナイシンは世界50カ国で乳製品の保存料として使われてきたもので，日本が添加物として認めないと諸外国の乳製品が輸入できないと主張されていた。しかしナイシンは，諸外国のみならず，日本の添加物業者も，幅広く使わせたいという意向をもっていたので，非常に幅広い用途で申請がなされたという事情がある。食の安全・監視市民委員会は，みそのように毎日食べるものに使われるのであれば，諸外国より厳しい評価が必要で，1日摂取許容量を厳しくすべきだという意見を出したが，これも通らなかった。

ナイシンの用途は，食肉製品・チーズ・ホイップクリーム・ソース類・ドレッシング・マヨネーズ・洋菓子・卵加工品・みそ・洋生菓子である。製品には，「保存料ナイシン」と表示があるので，確認することが必要であるが，厚生労働省でも耐性菌出現による医療上の問題を生じないよう，使用方法を守るように事業者に注意している。

(2) 訴訟上の消費者の権利

食品関係法律が消費者の権利を認めていないことはすでに述べたが，行政決定を争う訴訟の面からも同じことが言える。仮に「ナイシンの添加物指定取消」という行政訴訟を起こしても，原告（訴訟を起こす側）には訴訟を起こす資格（原告適格）はない。ナイシンの指定は，取消を求め得る行政処分ではないとして，審議もないまま門前払いに至るであろう。

1990年，米国で食生活調査を行ったころ，消費者団体が発がん性を理由に赤色3号（添加物）の承認取消を求めた訴訟で勝訴した。FDA（米国の厚生労働省）は「FDA コンシューマー（Consumer）」という雑誌を刊行しているが，この判決の内容，背景，安全性情報などを数ページにわたって紹介していた。

(3) 適格消費者団体による差し止め訴訟

景品表示法（不当景品類及び不当表示防止法）は，消費者の取引被害を防止する法律で，優良誤認（一般商品より優良であると著しく誤認させる広告や表示）や，有利誤認（他の商品より安いと著しく誤認させる広告や表示）を禁止している。消費者庁長官は，こうした広告などに措置命令を出すことができるが，そのほかに適格消費者団体（一定の認定を受けた団体）も，そうした行為の差し止めを求める訴訟を起こすことができる。2015年には，京都の団体が，健康食品のチラシ配布差し止めを求めた訴訟で勝訴している。

このことは2013年に成立し，2015年に施行される食品表示法にも盛り込まれ，表示基準に違反する表示などに対し，差し止めを求めることができるようになった。ほかに申出制度も作られ，違法不当な表示に対し消費者庁長官に申し出て，調査を求めることができる。景表法には課徴金制度が盛り込まれたので，措置命令を受けた事業者などに対し，売上金額の3％を課徴金として課すこともできるようになった。

(4) パブリックコメント

　行政手続法という法律があり，行政が一定の処分をしようとする時には国民の意見を聞くことになっている。パブリックコメント（以下，パブコメと略）という。しかしパブコメは今や形骸化しており，反対意見が通ったことはほとんどない。米国でBSEが発生して牛肉の輸入が中止されたが，その後，輸入再開に関してパブコメが行われた。約8割が輸入反対の意見であったが，政府は輸入を再開した。体細胞クローン家畜の肉についてもパブコメ募集があり，約800人が食品安全委員会の評価は科学的ではないとしたが，これも全く受け入れられなかった。実際には，クローン家畜技術は失敗に終わり，実用化されていない。

(5) 消費者庁

　2009年，中国産冷凍餃子から高濃度の農薬が検出された事件を受けて，消費者の利益を守るため消費者庁が設立された。また同時に消費者委員会も発足した。消費者委員会は消費者行政の司令塔として，消費者庁をも監督し，意見を述べる立場にある。消費者庁発足の過程では，食品問題の位置付けが非常に不明確で，地方の消費者センターの活性化や，情報と資金の話題が中心であった。

(6) 表示の一元化

　消費者庁発足後，食品表示を消費者庁が担当することになった。食品表示は，食品衛生法，JAS法（農林物資の規格化及び品質表示の適正化に関する法律），景表法，健康増進法など，複数の法律にまたがり複雑なので，消費者庁で一元化することになったのである。

　2013年6月，食品衛生法・JAS法・健康増進法を一元化した，新たな食品表示法が公布され，2015年4月に施行される。消費者庁はこの法律の施行のため，現行の表示基準58本を一本化するが，多くの消費者団体の意見にもかかわらず，事業者優先で策定作業が進められている。典型的な例は経過措置（猶予期間）である。当初案では添加物1年，加工食品2年，栄養成分表示5年とされていたが，事業者の意見を入れて，全て5年と変更された。尚，今回義務化される栄養成分表示は，消費者庁が示した国際比較表でも，先進国中最低の水準であるが，5年間も猶予期間があれば，他の先進国並みに義務化することは可能であろう。

　消費者団体のみならず，日本動脈硬化学会まで表示を求めているのがトランス脂肪酸である。米国・カナダ・台湾・韓国・香港・南米諸国及びEU（現在猶予

期間中）で義務とされているが，消費者庁案には含まれていない。トランス脂肪酸はマーガリン，ショートニング，菓子パン，洋菓子，ドーナツ，スナック菓子などに多く含まれており，心臓病のリスクを上げる。皮膚障害を引き起こす原因となると主張する皮膚科医もいる。

(7) 期限表示と製造所固有記号

　賞味期限と消費期限の違いは，日持ちしないものに記されるのが消費期限（おおむね5日）で，賞味期限は品質が保たれる期限である。賞味期限の隣に，J796，VGA P46などの記号がついていることがある。これを製造所固有記号といい，表示面積が小さい場合など，製造者の氏名及び住所の表示に代えて，消費者庁に予め届けた記号を表示している。

　大手食品メーカーのマルハニチロ社製冷凍食品に農薬が混入していた事件で，消費者庁が回収を呼びかけたが，冷凍庫にある製品には固有記号しかないために回収が遅れたことがあった。食品表示を考える市民ネットワークは，2014年春，消費者庁に固有記号情報の開示を求めた。またレトルトカレーを多数試買し，販売会社に固有記号を問い合わせる活動を行った。しかし通話者の番号非表示では受け付けられず，しかも電話内容は一方的に録音されることが分かった。質問に対しても「〇〇県の協力工場」としか答えない大手カレーメーカーもあったが，消費者庁は消費者の質問に回答するよう求めている。

　情報公開で入手した届出情報は，1年分で1ページ25件，約2,300ページである。詳しく見ると，地方の名産品販売業者と推察される企業の製造所が無関係の場所にあったりするが，これがお土産だとすれば公認の偽装表示である。消費者庁も膨大なデータを処理しきれず，新たなデータベースを構築すると表明しているが，市民ネットワークでは，食品表示法の表示基準原則に基づき，製造者の氏名と所在地を表示するよう求めている。

(8) 消費者の役割

　消費者も食品安全基本法や消費者基本法に基づいて，消費者の役割を果たさなければならない。食品の安全性の学習，情報収集，意見の表明，環境保全への取り組みなどである。消費者はまず，表示を良く読むことから始めなくてはならない。テレビ，チラシなどの広告を読む力量をつける必要もある。健康食品は医薬品ではないので，病気の予防・治療などを目的とすることが禁じられている。

2015年に始まる新しい機能性表示制度でも，病気の治療や予防の機能を表示することはできない。あたかも便秘が解消するかのごとき広告（朝起きてドッサリ・スッキリ）や，膝の痛みがとれるかのような映像で売り込んでいるものも，便秘や膝痛に効く健康食品ではない。そのようなイメージ広告に惑わされないような力量が必要である。

　若い女性が被害に遭うのが痩身効果をうたう健康食品であるが，中には，シブトラミンやマジンドール，甲状腺機能促進剤など医薬品成分が入っているものもあった。このようなダイエット用健康食品は，死亡にまでは至らなくても，肝臓を悪くする例は多く，絶対に摂取してはならないものである。

　2015年から発足する健康食品の機能性表示制度は，事業者が自ら機能を評価し，消費者庁に届け出る制度であるが，これは健康な人が対象である。医薬品的効能効果はなく，病気の人は食べないようにするか，医師に相談するよう表示することになっている。

　かつて厚生労働省が担当していたトクホ（特定保健用食品）は，「血圧が高めの方に適した」，「体に脂肪が付きにくい」，「お腹の調子を整える」，「虫歯になりにくい」，「骨粗しょう症のリスクを減らす」というように，特定の保健の用途を表示できる制度で，消費者庁長官の許可制である。食品安全委員会で安全性を審査し，消費者委員会で保健機能を審査して許可を与えることになっているが，今やコーラのトクホ，ノンアルコール飲料のトクホなど，花盛りの様相を呈している。

　食の安全・監視市民委員会は，食の安全ウオッチというニュースレターを年4回発行している。また食の安全・市民ホットラインという活動も行っている。ホットラインは，食品事故情報，不具合情報をメール及びファクスで受け付け，ホームページで公開し，当該企業に公開質問状を出し，行政に指導を求めたりする。これまで，アレルギー患者に被害を及ぼすおそれのある広告や表示に対し，多くの成果をあげてきた。現在，健康食品の違法不当広告，異物混入の事例も募集している。多くの消費者がこのような活動にも参加してほしい。

　消費者庁を真に消費者の役に立つ機関にするのも，消費者の仕事である。消費者庁は発足5年を契機に，消費者に寄り添う消費者庁を目指すとしている。まだ存在感も希薄なので新聞，テレビ，ラジオなどを利用して，消費者庁からの情報が市民に行き渡るようになど，消費者庁も広報活動を充実させるべきである。

コラム 何をどれだけ食べればいいの？

香川　芳子

　病気を予防することを医者の使命とし，健康と食の研究・教育をするために両親（香川昇三・綾）が始めたのが女子栄養大学である。世界中においても，栄養学部しかない大学は本学だけであり，短期大学部も食物栄養学科だけである。健康な食べ方を実践する調理師や，お菓子を作るパティシエを養成する専門学校もあり，「どのように食べていけばいいのか」を学んでいる。

　日々の生活の中でバランスのよい食事をとることは，大事なことであり，口においしいものを食べればいいのかというと，そうとは限らない。体に合わないものでもおいしいので，それを食べ続けて病気になる人が多く，高齢者の医療費や介護費は増加している。つまり，食べ方の間違いが積もり積もって病気を招いているが，高齢になっても元気な人は元気なので，自分の遺伝的な体質や，食べ方，食文化を大切にする必要がある。

　明治から大正，昭和の初期にかけて日本中で脚気患者が増え，多くの人が亡くなった。母（香川綾）はこの予防と治療にはビタミン B_1 を含む胚芽米をとること，そして栄養のバランスが大切であると考え，「主食は胚芽米，魚1，豆1，野菜4」を考案した。この食事法では，副食（主菜・副菜）を十分に食べることで栄養バランスが整えられ，脚気の予防だけでなく，全身の栄養状態を改善することができた。これが現在の「四群点数法」の原型である。「四群点数法」の基本パターンでは，1点＝80キロカロリーとして，第1群，第2群，第3群をそれぞれ3点必ず食べて，第4群を11点食べる，つまり1日20点＝1,600キロカロリーとることを目安とする。

　第1群は乳・乳製品，卵で，これらの食品にはビタミンC以外のあらゆる栄養素が含まれており，特にカルシウム，ビタミン B_2，ビタミンAや良質のタンパク質や脂質が含まれている。日本人の食生活に不足していた乳・乳製品は，戦後すぐに始まった学校給食に取り入れられ，日本人の体格は大きくなった。このように子どもの成長には欠かせない優れた食品であるが，実は高齢者にも必要である。女性の高齢者には大腿骨頸部骨折が多く，これが寝たきりになる大きな原因であるが，第1群の食品は骨折を防ぐことができる。特に牛乳はカルシウムの吸収がよく，分量としても一番多くとれるが，牛乳を飲むとお腹の具合が悪くなるならば，ヨーグルトやチーズでもよい。第1群は調理をしなくても手軽にとれる食品群なので，しっかりとりたい。

　第2群は魚介，肉，豆・豆製品で，良質のタンパク質やビタミン B_1，ビタミン B_2，

鉄が含まれている。体をつくっているのはタンパク質だが，そのままではなく毎日分解されているので，食品で補充しなければならない。ベジタリアンの人は，魚や肉は一切食べなくても豆をよく食べるので，魚や肉に劣らない質のよいタンパク質がとれている。豆にはイソフラボンという機能性成分もあり，特に納豆にはビタミンKが多く含まれており，骨を強くし血液が固まるようになる。妊婦には鉄の欠乏が多いが，第2群の食品は貧血を治すのにもよい。

　第3群は野菜（きのこ，海藻を含む），芋，果物であり，食物繊維やビタミンC，ビタミンA，ミネラルがとれる。人間の腸はたくさんの食物繊維をとることで正常に機能しているが，第3群をとらずに，エネルギーになる甘いものや油ものをたくさんとると太ってしまう。その結果，腸のがんも増えてきているので，食物繊維の多い食事をすることは大事である。特に，緑黄色野菜，人参や葉物はがんだけでなく，様々な病気を防ぐので1日120〜130gはとりたい。しかもビタミンCは第3群でしかとれず，人間の体内ではつくることのできない成分なので，野菜をしっかり食べなければならない。

　第4群はエネルギー源となる穀類，油脂，砂糖，その他であるが，他の成分はないので主食としてとる。ところがこれだけを食べていると，栄養のバランスが崩れてしまい健康ではない。しかも第4群をとり過ぎると肥満になるので，体重を調整したい場合には，この第4群で調整をする。毎日体重を測定し，その変動によって点数を調整するが，現在の体重が適正であり日々の体重に変動がなければ，第4群の食べ方はよいといえる。

　「四群点数法」で食品を組み合わせてみると，第1群では卵，牛乳と乳製品，第2群は魚，肉，豆腐，第3群は野菜，芋類，果物のように第1〜3群は「3＋3＋3（サン・サン・サン）」と必ずとる。「3＋3＋3」以上であれば結構で，そのうえで第4群11点を調整する。若くても高齢でも「何をどれだけ食べればよいか」の基本は変わらない。「四群点数法」は健康が保てる食べ方を実践する方法であり，元気で人生を楽しんでもらいたいと考案された普遍的な食事法である。

　本稿は、津田塾大学健康余暇科学・ウェルネス・センター編『からだが語ることば－アスリートと社会の課題』（津田塾大学，2011）より転載した。

第3節　アフリカの食

第1項
協働という生産，「共食」という消費
モザンビーク農村社会の事例から

網中　昭世

1. はじめに

　「食」は，単に栄養素を摂取する物理的な行為ではない。本来，日々手間をかけて食物を生産し，食べることで消費するという人の営みは，生産と消費に関わる人々を繋げ，関係を構築する社会的な行為である。本稿では，この営みを南部アフリカのモザンビーク共和国の農村社会の事例を通じて考えたい。

2. 男性移民の送り出しと労働力の不足

　考察の対象地域であるモザンビークは1975年に独立し，東西冷戦下の紛争が終結するまでの20年間に社会主義を経験した。そして1992年の紛争終結以降，過去10年間平均7％という急激な経済成長を遂げてきた。しかし，この経済成長の恩恵はいまだ国民の8割を占める農民には届いていない。その上モザンビークは，アフリカ大陸の中でも随一の経済大国である南アフリカと隣接している。経済格差のある国が陸続きで接することによって，自ずと移民労働が生じる。本稿で注目するモザンビーク南部の農村部からは，南アフリカの金鉱山の地下労働に従事する男性鉱山労働者を中心に，100年来移民労働者が送り出されてきた（図1）。

　移民に関する多くの研究は，移動する人間に焦点を当てることが多い。受け入れ社会における移民の適応や，受け入れ社会と送り出し社会の双方に移民がもたらす経済的利益が分析の中心を占めてきた。本稿の事例に即して言えば，南部の農村から南アフリカへ移民労働に赴く男性の移動と社会的な適応という側面が注

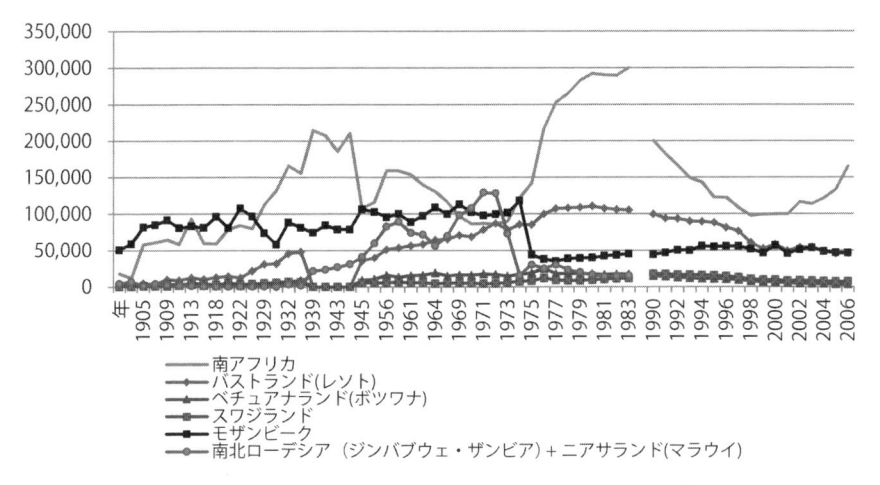

図1　南アフリカ鉱業におけるアフリカ人労働者数　1904-2006年（網中, 2014）

目されてきた。その一方で，移民を送り出す社会は次世代の労働者を生み出す社会的費用や，退職後の労働者とその家族の老後も含めた社会福祉の費用の一切を負担する空間として，副次的にとらえられてきたに過ぎなかった。

　その理由の一つは，資料の性格にある。記録は物事の変化をとらえて記す傾向が強いため，非日常である人の移動を記録はしても，移動しない人々の日常を記録することはまれである。そのために，移民に関する政府や企業の記録から移民を送り出す人々の存在を把握するのは容易ではない。調査地に関わる資料には，時代を問わず分析の対象とするデータの中に，女性の存在を読み取ることができないという問題があった。南アフリカの鉱山労働者として移民労働者を送り出す世帯では，男性が不在となる。女性と老人と子どもしか残されていない農村で，中心的な役割を果たすはずの女性たちの姿が，公的な記録の中では不可視化されていた。

　ところが，聞き取り調査を行う農村部では極端に男性が少ない。モザンビークの人口構成の性比をみると，南アフリカへ移民労働者を重点的に送り出している地域では，女性人口に対して男性人口が2割から3割少ない。さらに移民に出かけて不在となる男性が，鉱山労働という肉体労働ができるだけの健康状態にある青年層から壮年層に集中することを考慮するならば，経済活動年齢にあたる青年層から壮年層の男性の大半が，不在ということになる。

　こうした男性の不在は，当該社会における男性労働力の不足を意味する。対象

第2章　食と健康　63

地域の農村の日常生活の中で、男性労働力が必要な場面としては、次のような機会が挙げられるだろう。主な生業である農業ならば、耕作地を確保するために木を切り倒して畑を開く開墾は、本来ならば男性が行う。さらにタバコの葉といった嗜好品や、ヤシや柑橘類のような多年生の果樹は男性が栽培し、所有する場合が多いが、日々の農作業は不要である。それに対して、トウモロコシに代表される主食用作物や副食となる野菜など、日々の農作業が必要である一年生の作物は女性が栽培し、それらの収穫物の加工と販売を担うのも圧倒的に女性である。このような既存の性別分業がある中で、南アフリカの金鉱業を中心とした経済開発によって南アフリカへの移民労働が加わったのが、19世紀末の植民地時代である。

従来の性別役割を越え、働き盛りの男性の不在が恒常化している農村社会で家計を支えるのは女性たちである。基盤となる農作業にも様々な形態があり、義理の関係も含めて母娘がともに作業することは日常的だ。さらに身内だけでは人手が足りない農作業は、近所の者と共同で行い、労働力を補填する。そして労働の対価として食事を提供する。

たとえば、雨季のタイミングを逃してはならない種蒔きや、収穫が遅れては鳥に食べられてしまう穀物の収穫といった作業である。作業の後には食事のほかにもトウモロコシなどを原料に、数日前に仕込んだ発酵酒が振る舞われることもそれとなく言い添えておくと、俄然、人の集まり方が良くなる。場合によっては作業を始める前に景気づけに一杯、ということもあり、作業はしばしば仕事歌のリズムに乗りながら行われる。開墾から種蒔きまでが終われば、あとは収穫までの単調な畑仕事に根気強くのぞむ。農民女性の毎日は一見すると地味だが、主食となる作物の生産者であることは強みだ。

3. 労働市場へのアクセスと排除

農村社会における性別役割とは異なり、賃金労働の機会が鉱山への移民労働に限定されていたために、現金を入手できる雇用へのアクセスは圧倒的に男性にかたよっていた。また、その延長線上で、植民地支配の中で設定された納税者である世帯主＝男性と考えられていた。結果的に、貨幣経済の比重が徐々に高まる植民地統治の中で、資本主義的な労働市場から排除されていた女性の経済的な地位は、徐々に低下していった。

労働市場へのアクセスをもつか否かによって、男女は異なる経験を重ねていく。

移民労働に赴く男性の経験を辿ってみよう。図2は，1910年頃にモザンビーク南部の農村から南アフリカへ向かうため，沿岸部で蒸気船を待つ移民たちの姿である。出身村から南アフリカに向かう際には，労働契約を結んだ後に配給される被服とわずかな所持品を携え，リクルーターにしたがい，蒸気船と鉄道を乗り継いで南アフリカの鉱山地帯へと移動する。しかし，帰郷の際には，図3にみられるように移民の出で立ちは一変している。

図3は，南アフリカの鉱山地帯から，インド洋沿岸部の比較的温暖なモザンビークに帰ってくる途中の彼らの姿である。「アフリカは暑い」というイメージとは裏腹に，移民たちはコートを着込み，マフラーを巻き，帽子まで被って帰郷する。それというのも移民労働先である南アフリカの鉱山地帯では，冬ならば雪が降ることすらある寒冷な時期もあるからである。ただし，写真の撮られた国境地点は，もはや厚手の上着を着る必要などない気候である。それにもかかわらず，帰郷する移民たちは，郷里から800キロメートル以上離れた移民先での経験を誇るかのように，移民先のスタイルに身を包んだまま帰郷する。また，持ち帰る手荷物の中には，出身地では入手困難なものが多数含まれている。

帰路，国境地点では税関の検査があり，その記録には移民が持ち帰った品々が記されている。その内容は，当時の移民労働者たちの生活場面を具体的に想起させる。たとえば1907年の記録によると持ち込み品の内容は，生地，綿ショール，ウール・ショール，シャツ，ベスト，石鹸，香水瓶，髭剃り，ハサミ，髭剃り用ブラシ，

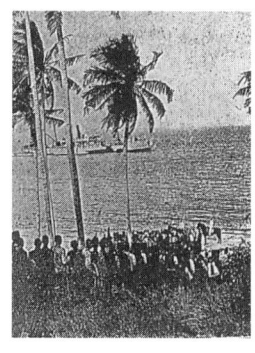

図2　モザンビーク南部から南アフリカ鉱山へ向かう労働者（Cruz, 1910）

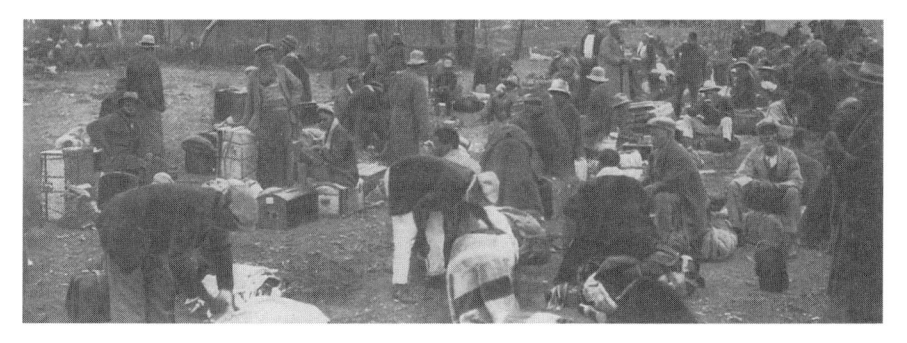

図3　国境地点の税関における手荷物検査（Rufino, 1929）

第2章　食と健康　65

ベルト，櫛，毛布，鏡，ベッドカバー，石鹸箱，鞄といった品々であった。その推定価格を平均すると，一人あたりの手荷物の価格は鉱山労働者の賃金の3.7カ月分相当である。

　この移民労働は契約労働で，その期間は12カ月から18カ月であり，移民労働者は，契約が終わると一度帰郷する。労働者が受け取る賃金のうち，3.7カ月分が先に挙げた帰省時の手荷物，つまり土産に費やされる。ちなみに，人によってはこの契約労働を人生の中で20回前後繰り返し，青年期から壮年期の大半を移民労働者として過ごすために，移民を送り出す地域ではその年齢層の男性の不在が極端に顕著となる。

4. 現金の行方と地場産業

　移民労働者が稼ぐ賃金のその他の使途は何だろうか。移民の送り出しの直接的な要因となっているのは，現金による納税義務だが，そのほかにも農村社会で現金が使われる場面の一つが婚姻である。父系社会である調査地では，女性が男性の家に嫁ぐことは，女性の出身世帯からの労働力の流出を意味する。それに対する対価として，男性が女性の家に婚資，言うなれば結納金に相当するものを贈る。貨幣経済が浸透する以前，婚資は物納であったが，植民地支配の過程で婚資は徐々に現金化していった。納税と婚資を除き，移民労働によって得られた現金の用途として，20世紀初頭のモザンビーク南部の農村地帯に存在した市場として浮上するのが，酒の市場である。

　ここで取りあげる酒は主に三種類ある。一つめに，宗主国であるポルトガルから輸入されていたワイン，二つめに，入植者がモザンビークでサトウキビから造る蒸留酒，そして三つめは，入植者による蒸留酒の造り方を現地のアフリカ人農民が模倣して生産した蒸留酒である。同一の市場にこれら三者が競合する状況は，支配者にとって深刻な問題であった。植民地支配者は，植民地に対して独占的な宗主国産業の市場としての役割を期待しているにもかかわらず，宗主国の産業と競合する地場産業が興ってしまったからだ。

　上記の三様の生産者のうち，入植者による酒造が禁止され，やがて宗主国のワインと農村で造られている酒が市場を巡って競合する。植民地政府はアフリカ人農民による酒造を取り締まろうとする。当時の警察資料によれば，酒の密造を摘発した際の逮捕者は，圧倒的に女性の方が多い。これは冒頭に記したとお

り，農産物の加工の性別分業にもとづいた結果である。農産物の加工は圧倒的に女性の役割である。そして，この蒸留酒の製造を行っていたのも大半が女性であった。

20世紀初頭の図4には，アフリカ人による蒸留酒の製造過程と，その傍らで男性たちが酒を酌み交わしている様子がとらえられている。蒸留釜の前に座るのは，着座の所作から女性であることが分かる。そして蒸留機は壺を二つ重ね合わせて釜として使用し，蒸留機の中心部は木をくり抜いた中に冷却水を入れ，そこに管を通す。蒸留されて蒸気になった材料が冷却水の中に浸された管を通り，蒸気が冷却され，その先で蒸留酒が造られる仕組みである。

ここで紹介した蒸留酒は，農民女性らが生産する農業生産物を原材料とし，地元の女性たちが作る陶器を道具として造られる。図5の女性は，現代の壺を作る陶工である。陶工の技術と

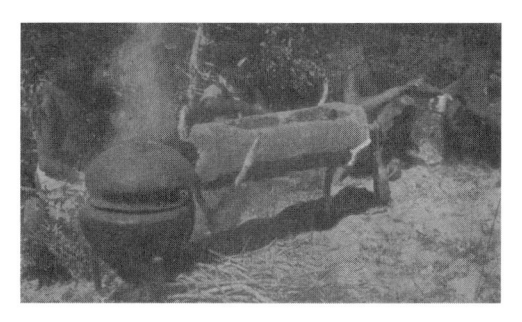

図4 アフリカ人による蒸留酒の製造（Cabral, 1910）

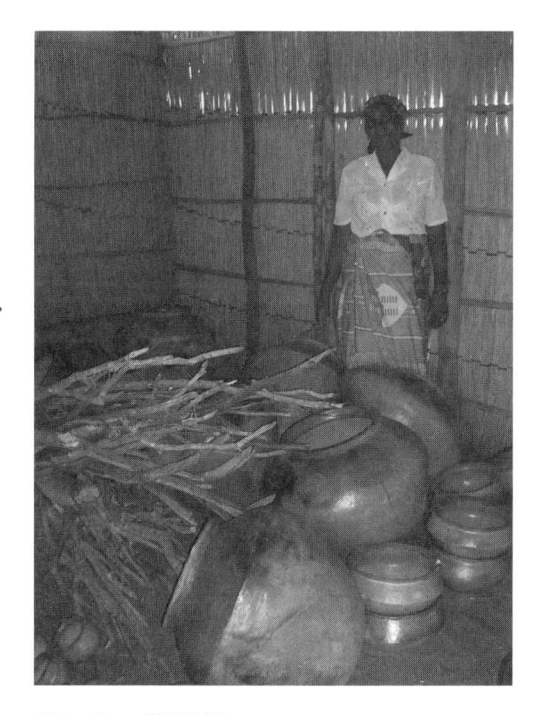

図5 陶工（筆者撮影）

行商のルートは，母娘あるいは義理の母娘の間で伝えられ，行商では各地の市場や得意先の集落を回る。徒歩で行商をしていた時代には数日がかりの行程となり，今日では乗合のミニバスを使うが，それでも最短1泊2日の小旅行となる。行商先から戻るとき，陶工らは売れ行き次第で市場で日用品を買うこともあれば，街道沿いで売られる土地の物産を買い求めることもある。街道沿いでは内陸の農産

第2章 食と健康 67

物だけでなく，沿岸部から魚や海老の干物の行商に来る女性たちに出会う。市場や街道沿いの露天で海産物を売りさばくのは漁師の家の女性たちである。彼女たちの取引は紛れもなくこの社会の経済活動だが，インフォーマル・セクターの活動と分類され，政府の発表する公式統計の数値には計上されていない。

5．おわりに　生産と消費をめぐる自立と包摂

　再度，この地域の農村社会の経済活動の連関をまとめてみよう。多数の移民労働者を長年にわたり送り出しているこの地域には，相当の現金がもたらされる。その現金の用途の一つに酒の市場が存在した。ただし，その市場に参入していた生産者は三様に分けられる。第一に，本国のポルトガルワインの生産者，第二に，モザンビークへの入植者，そして第三に，現地のアフリカ人農民女性がいた。これらの生産者のうち，入植者によるアルコール生産は植民地政府によって禁止され，最終的にはポルトガル産のワインとアフリカ人農民によって生産されていた酒が競合した。後者は植民地政府によって非合法化されたが，取り締まりきれずに，農民による酒造は続いた。

　最後まで残った宗主国産のワインと地元アフリカ人農民女性の造る蒸留酒だが，後者は現地の農村経済を潤すことになった。当該地域の農村社会で移民労働者として現金収入を得る機会があるのは，男性に限られていたことはすでに述べたとおりである。しかし，最後までその現金の流れを辿ってみると，女性が造った酒を現金収入のある男性が買うことによって性差を超えて富の移転が起こることが分かる。賃金労働市場から排除された農民女性らが，こうして再び経済的資源を手にするのである。

　さらにこうした酒が単に販売されるだけでなく，不足する男性労働力を補うために，女性たちが取り仕切る共同の農作業の際に振る舞われることを想起されたい。農作業という食糧の生産の場面において相互に労働力を提供することと，対価としての食事や酒をともに消費し，その場を共有するということが密接に関わっている。

　農民女性たちは生産者であるという強みを生かし，相互補完的な経済を機能させ，男性労働力の不足という問題を解決してきた。昔も今も男性の多くが賃金労働の機会を求めて国内外に出稼ぎ・移民労働に赴くが，農村に残る女性は男性のもたらす現金収入に全面的に依存することはない。こうした経済活動を展開する

彼女たちに共通するのは，マクロ経済成長の数値には表れない経済的・社会的な自立性によって裏付けられている，自信に満ちた素顔と包容力である。

【参考文献】

網中昭世　植民地支配と開発－モザンビークと南アフリカ金鉱業　東京：山川出版社，2014

網中昭世　紛争，社会主義，経済成長－非日常の連続の中で「日常」を保つモザンビーク農村女性たちの営み　Field Plus 2011；6：8-9

網中昭世　モザンビーク南部の移民送り出しとその社会的影響の地域的多様性－植民地期のアルコール市場をめぐる競合と排除　アフリカ研究 2010；76：1-15

Cabral AA. *Raças: Usos e Costumes dos Indígenas do Distrito de Inhambane*. Lourenço Marques：Imprensa Nacional, 1910.

Crush J, Ambler C, eds. *Liquor and Labor in Southern Africa*. Athens: Ohio University Press, 1992.

Cruz PD. *Em Terras de Gaza*. Porto: Gazeta das Aldeias, 1910.

Hyden G. *African Politics in Comparative Perspective*. New York: Cambridge University Press, 2005.

小倉充夫　南部アフリカ社会の百年－植民地支配・冷戦・市場経済　東京：東京大学出版会，2009

末原達郎　人間にとって農業とは何か　京都：世界思想社，2004

桝潟俊子，谷口吉光，立川雅司編　食と農の社会学　京都：ミネルヴァ書房，2014

森淳　アフリカの陶工たち－伝統工芸を追って二十年　東京：中央公論社，1992

Rufino JS. *Albuns Fotográficos e Descritivos da Colónia de Moçambique; No. 4 Districto de Lourenço Marques, Industrias, Agricultura, Aspectos da Circunscrições, etc.* Hamburgo：Broschek, 1929.

第3節　アフリカの食

第2項
食へのまなざし
エチオピアにおける飢饉・飢餓の経験

眞城　百華

　飢饉や飢餓という言葉を聞いて，何を思い浮かべるだろうか。現在，日本に住む私たちにとって，飢饉や飢餓という言葉はなじみの薄い言葉である。ましてや飢饉や飢餓の経験を想像することは困難なことである。日本の食糧自給率は約39％であり，世界各地から食糧を輸入している日本において，食べるものがないという経験を若い世代の人たちは経験することはない。しかし，世界には今も飢餓や飢饉と背中合わせに日常を送る人々がいる。飢餓に直面する人々の存在を知ること，さらに飢餓の経験を知ることは，私たちが食について再考する契機となる。本稿では，私たちがあたり前のように享受している「食」が欠乏するという経験を，エチオピアの飢饉の事例から考える。ついで飢饉とエチオピア政治，国際支援の関係を取りあげ，飢饉の政治学についても言及する。

1．飢餓の経験

　アフリカ大陸の北東部に位置するエチオピア(図)は，1984年から85年にかけて生じた飢饉によって，世界中の耳目を集めた。被害者の概数は，被災者，つまり食糧援助の対象になった人だけでも200万人以上であり，飢饉に起因する死者も30万人以上となった。十分な食糧援助を受けることができずに国外に逃れた人の数も，100万人以上に膨れ上がった。当時のエチオピアは軍事政権の圧政下にあり，軍政に対抗する反政府勢力が複数成立して，各地で政府軍と内戦を展開していた。飢饉の被災地の一部は反政府勢力の支配地であり，内戦と飢饉が同時に人々を襲った。エチオピアの飢饉は軍事政権が当初その実態を公表せず，飢饉が予見できたにもかかわらず十分な対策を取らなかったために被害が拡大した

(Dawit, 1989)。海外メディアが飢饉の実態を大々的に報じて初めて，世界はエチオピアの飢饉の惨状を知ることとなった。食糧を求めて幹線道路沿いに押し寄せる人々，栄養失調でおなかが膨れた子どもたち，枯れ枝のようにやせて命を落とす人々を映した映像は，たちまち世界中を駆け巡った。被害を伝えた映像は飢饉を隠ぺいしてきた軍事政権の圧政をねじ伏せる力を持ち，飢饉救済のために世界中から支援が集まった(Jansson, Harris, Penrose, 1987, Dawit, 1989)。

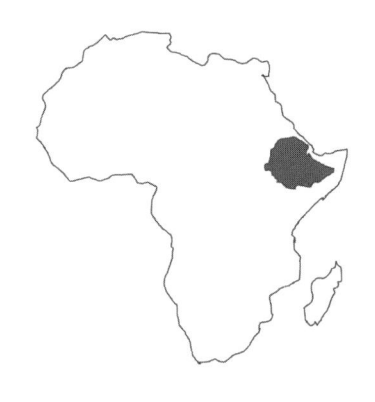

図　エチオピア

(1) 地理と自然環境

　飢饉が発生したエチオピアは，アフリカ大陸の北東部に位置する。首都アディス・アベバ以北は標高2000メートルから2500メートルの高地地帯が広がる。標高2500メートル以上の地域は年平均気温16度と冷涼な気候帯にあり，昼夜の寒暖の差が激しく，夜間には10度以下まで冷え込む。1984-85年の飢饉はこうした高地地帯にある北部のティグライ州，ウォッロ州においてとくに深刻な被害をもたらした。山間部では岩だらけの山の斜面を切り拓き，なんとか農地を確保するという厳しい自然環境にある。

　飢饉と密接にかかわるのが降雨である。北部高地における降雨は1年間に6月後半から9月前半の3カ月の大雨季に集中し，それ以外の時期にはほとんど降雨は見込めない。灌漑設備が整備されていない農村では，大雨季のはじまりとともに耕作を開始して種を蒔いた後は，除草を行いながら降雨に頼って穀物が育つのを待つ。穀物が実るまで降雨が続かなければ，穀物が立ち枯れて収穫が見込めない。この地ではこうした厳しい自然環境，気候条件のもとで十数世紀以上も農耕が続けられてきた。9カ月の間に乾ききった大地に実りをもたらす雨は，雨季の3カ月に集中し，時にその激しさが被害をもたらす場合もある。激しい降雨が続くとせっかく蒔いた貴重な種が流され，肥沃な土壌が大雨で流されてしまう土壌侵食も生じる。

　エチオピアの歴史をさかのぼると，この地域の自然環境や気候が飢饉の発生

と深い関係にあり，飢饉の頻発とかかわっていることがわかる。19世紀から1984-85年の飢饉までの約100年の間に，エチオピア全域で17回の飢饉が発生している（Mengisitu, 1987）。飢饉の原因の多くは少雨や旱魃が原因であり，エチオピア北部では旱魃が11年周期で起こると指摘されている。飢饉の原因は気候変動の影響だけでなく，人為的なものも含まれ，旱魃の影響を受けやすい地域に牛の疫病が急速に広がったために，十分な耕作ができずに飢饉が生じた例もある。そのほかにもイナゴの大量発生によって食糧が全滅した年もあるなど，自然環境に依存した同地域の農業の過酷さを歴史研究が明らかにしている。

　過酷な自然環境，気候条件のもとではあるが，エチオピア高地において農業は主たる生業として，十数世紀にわたり営まれてきた。岩石の多い農地では，トラクターなど農業機械の導入が難しく，現在も牛の2頭引きで耕作されている。山間部にある小面積の段々畑では乾燥しきった農地を人力で耕さなくてはならない。エチオピア北部の主食はテフといわれる粟や稗に似た雑穀である。種を直播にしてその後の生育を除草をしながら見守る。収穫時にも大きな穂をつけないテフは，なじみのない者は雑草と見間違えるほどの大きさであるが，この地域の食文化には欠かせない穀物である。脱穀されたテフを粉に挽き，水に溶いて一晩発酵させ薄いクレープ状に焼いて主食のインジェラを作る。テフのほかにモロコシや小麦，大麦も地形に合わせて栽培されている。

(2) 前兆　1982-83年

　エチオピア北部高地において，もっとも過酷な飢饉の訪れは1982年雨季の降雨不足に端を発した。次に紹介するエチオピア農民の体験から，飢饉や飢餓を想像してほしい。

　その老人は，エチオピア北部ティグライ州東部の農村に居住しており，2007年に話を聞いた時点で80歳であった。1984-85年の飢饉の際には50代後半で，まだ働き盛りであった。彼の人生はエチオピアの多くの農民と同じく，困難の連続だった。1930年代後半のイタリア侵略，その後エチオピアにおける2度の政変と内戦も経験したが，侵略や内戦以上に彼の記憶にもっとも深く残る苦しい体験は，飢饉と飢餓であった。人生における苦難の記憶について聞くと，「一番辛かったのはやっぱり飢饉だった。内戦や外部からの侵略よりも，何よりも一番，自分の生活と生命を脅かしたのは飢饉だった」と語った。

　1983年の雨季になっても期待していた雨は降らなかった。雨が年間3カ月し

か降らない自然環境では，雨季の最初の月に雨が降らないと，農作業の計画がずれ込み，その年の収穫量が減ることは経験上明らかだった。しかし乾ききった農地を耕すには雨を待つしかない。農地が十分な水分を蓄えた後に耕作しなくては，せっかく蒔いた種まで無駄になってしまう。1983年にはすでに，北部の農村部において食糧不足に陥る危険性が認識されていた。1983年に同地域の農村視察を行った政府官吏が，ウォッロ州やティグライ州で農地が荒廃し，土地が黄色く乾燥し肥沃な成分が失われていたことを報告しており（Dawit, 1989），自然環境の変化や天候不順が，早い時期から農地に深刻な影響を与えていたことは明らかであった。

(3) 飢饉の到来　1984年

　農民たちは雨を待つしかなく，なんとか蓄えた穀物の消費を節約して食糧不足を乗り切ろうと自助努力を続けた。1982年，83年と2年少雨が続き十分な収穫が得られなかったために，農村の食糧不足は1984年の雨季が始まる前にはすでに深刻な域に達していた。穀物の収穫期は10月である。例年でも雨季が始まる6月頃には前年の収穫物が底をつき始める。1984年の雨季が始まる頃には，農村では農地や収穫の少ない世帯の困窮が顕在化した。貧しい家族の中でも体の弱い老人や幼い子ども，病人から徐々に衰弱が始まり，亡くなる人たちも出始めた。数年間の少雨によって，食糧だけではなく飲み水すら確保が難しくなる。雑草さえ生えなくなり，貴重な財産でもあり，また農耕に欠かせない牛などの家畜もやせ細っていった。1984年の少雨が確実になる頃には食糧不足はいよいよ深刻となり，村では雑草を奪い合うような過酷な飢餓が生じた。牛も水や牧草がなく次々と死んでいったが，骨と皮ばかりで食せる肉もほとんどついていなかった。それでも空腹を少しでも満たそうと，死んだ牛の血を集めて食したという当時の体験が，村では今も語られる。

　飢饉の恐ろしさは単に食糧不足の問題にとどまらず，家族の中から死者を出し，また財産でもある貴重な家畜の喪失など，人々の生活や生き方に大打撃を与える点にあった。農村では飢餓に対する危機感が高まっていた。食糧不足を解消するために体力のある成人男性の中には，家族を村に置いてほかの地域に出稼ぎに出る者も出始めた。老人や女性，子どもなど残された家族は，それでも降雨が到来して乾燥しきった農地を潤す可能性を信じて，毎日空を見上げて雨を待った。食糧不足による生命の危機に先立つ家族の離散や生活の荒廃もまた，飢饉がもたら

す負の側面である。

　村の中で栄養失調などの健康被害が拡大し，食糧が底をつくと，体力のある者から居住地を離れ幹線道路沿いに逃れ出た。車が通れるような舗装された道路もなく，山道を数時間は歩かなくてはならない。飢饉の被災者のための救済キャンプになんとか辿り着いても，命の保証があるわけではなかった。国際支援は1984年の報道を受けて急速に拡大したが，農村から押し寄せる数万もの飢饉被災者に対して，十分な支援を短期間で提供することは困難を極めた。飢餓が深刻だったウォッロ州の救済キャンプでは，1984年10月から85年の6月まで，常時2万人以上の被災民を受け入れたが，1984年11月のキャンプにおける死者は被災民総数の約1割にあたる2,407名であった（Dassalegn, 1991）。死者数は同年12月1,617名，翌85年1月には1,110名と減少傾向にあるが，これらのデータは，すでに栄養失調の症状が進んだ被災民に対してキャンプ受け入れ当初は即時対応が非常に困難であり，また国際支援が始まる前までの同地域の飢餓の深刻さを示している。

(4) 西側メディアによる報道

　飢餓の深刻さを示す指標の一つに難民数もあげられる。居住地を離れて国内の救済キャンプに流出した被災民もさることながら，キャンプでも十分な支援を得ることができないと判断した者たちは隣国スーダンをはじめ国外に流出した。エチオピアでは1974年以降に国内各地で激しい内戦が展開されており，1983年にも主に内戦に起因する難民が約135万人に上った。しかし統計をみると，飢餓が深刻度を増した1984年に難民数は約154万人，1985年には約174万人と年20万人ずつ急増しており，内戦に加えて飢饉が難民流出をさらに拡大させたことは明らかである（UNHCR, 2000）。

　エチオピアで深刻な飢餓が発生していることを，国際社会は1984年10月23日のイギリスBBCの報道で初めて知ることとなった。冷戦下でソ連（当時）の軍事支援を受けて東側陣営に属していたエチオピアを，西側陣営の報道メディアが取材することすら，当時の情勢では困難を伴った。エチオピアの飢饉の報道に世界が震撼したときには，すでに被災地では多くの犠牲者が出ていた。エチオピアの軍事政権も，飢饉が大々的に世界中で報じられたことを受けて，国際支援の受け入れをようやく承認した。冷戦下でソ連と対峙する欧米の政府や市民団体が，軍事政権が長らく隠ぺいしてきた飢饉に支援を行うことは，政治的緊張を生み出

しかねない状況にあった。

(5) 国際支援のはじまり

　ユニセフなど一部の国連機関は1983年から被災地における緊急支援を実施し，国連の経済社会委員会においても，エチオピアを含むアフリカの飢饉に対する警戒は議題に上っていたが，当時の国際情勢が支援の障壁となった。1984年10月に飢饉の報が世界中に配信された10日後には，国連職員がエチオピア政府と緊急食糧援助に関する協議を開始し，650万から800万人と推計された飢饉の被災者に向けた食糧援助が，国際連合食糧農業機関（FAO）を中心に組織されることが決定した。すでにエチオピアで支援を行っていたユニセフに加え，国連災害救済調整官事務所や国連開発計画などの参画も決定した（Jansson, Harris, Penrose, 1987）。広範囲におよぶ被災地への緊急支援に国連組織だけで対応することは困難であり，国連はイギリス，アメリカ，フランスなど欧米の政府ならびにNGO組織に連携を呼びかけた。国際報道によりエチオピアの惨状が報じられていたため，エチオピアの被災地における支援活動が許可されると，多くのNGOや宗教団体が一斉に被災地での活動を開始した。日本からも日本ボランティアセンターなどNGOが支援に参加し，テレビ局のチャリティ番組もエチオピア飢饉に焦点をあてた番組制作を行い，毛布の支援，植林活動などを展開した。

　被災地で活動した関係者は，飢饉支援の過酷さを多数報告している。栄養失調でおなかが膨れた子どもたちの小枝のように細い腕になんとか点滴を施そうとするが，すでに症状が進んでいてなすすべもなく命を落とすのを見守るしかなく，無力感にさいなまれた関係者も多数いた。それでも国際支援の増大にともない，軍事政権が放置していた被災地に食糧が届き始め，国際支援団体による医療やその他の保健サービスは，被害の拡大を徐々に防ぎ始めた。国際社会によるエチオピア飢饉に対する支援は，緊急災害支援における国際支援の潮流を大きく変えるうねりとなった。

(6) チャリティ活動の広がり

　被災地における支援活動以外に，エチオピアをはじめ，アフリカで生じた飢饉に対する国際社会の関心が高揚し，支援の現場を支えるための大規模なチャリティ活動が世界的に展開されたことも，飢饉に対する支援を飛躍的に拡大させた。ボブ・ゲルドフやマイケル・ジャクソンら欧米の多くのミュージシャンたち

が，アフリカの飢饉救済の資金を集めるためにチャリティ活動に参加した。イギリスではゲルドフを中心に，同じ志を持つアーティストたちが「バンド・エイド」を結成した。彼らは「LIVE AID」と名付けられたチャリティ・コンサートを開催し，その収益を飢饉救済のために寄付した。またアメリカのミュージシャンを中心に結成されたUSAフォー・アフリカは世界的に大ヒットした「We are the World」を発売し，同じくその収益を飢饉救済にあてた。一連のアーティストによるアフリカ支援活動は現在まで引き継がれており，東京を含め世界8都市で開催されたアフリカ支援のためのLive8と呼ばれる大規模なチャリティ・コンサートへの多数のアーティストの参加につながっている。これらの活動は，アフリカにおける問題に国際機関や各国政府が対応するだけでなく，多くの一般市民にアフリカ問題に目を向ける窓口となり，支援の拡大のみならず，アフリカで生じている諸問題を世界規模で考える機会を広く開いたという点においても評価される。

　他方，一連の支援の対象となった飢餓や飢饉の実態，とくに先に指摘したような農村の被災状況については当初は詳細が十分に伝わらなかった。飢饉の被害には高い関心が集中したが，飢餓の背景にあるエチオピアの当時の政情や，根深い政治対立が飢餓の発生といかに深く通底していたかについても，理解する必要がある。

2．飢饉の背景

　飢饉の過酷な体験，国際社会の支援について取りあげてきたが，飢饉が頻発しているエチオピアにおいて，1984-85年の飢饉の被害はなぜここまで拡大したのか。どうすれば飢饉の被害を最小限にとどめ，飢餓を防ぐ手立てを講じることができたのか。本稿では，飢饉の裏側にあるエチオピアの政治や社会について考察する。人間の生命にとって最低限必要な食の確保が，なぜ軽視されることになったのだろうか。

(1) 革命〜軍事政権〜内戦

　飢饉発生時のエチオピア政権は，軍部が実権を握っていた。皮肉なことに，この軍事政権が成立した契機もまた飢饉であった。1974年にエチオピア革命が起こり，半世紀以上エチオピアを統治したハイレ・セラシエ一世が軍部によって廃位させられた。皇帝による専制政治に対する不満は，軍部のみならず学生運動や

首都の労働者を中心に60年代後半から高まっていたが，革命の社会的な引き金となったのは1972年から74年にかけて生じた飢饉である。1972-1974年の飢饉は，約20万人の死者を出した。飢饉に対する政府の無策に国内各地の不満が高じた結果，首都における政治運動が一気に高揚して革命を引き起こした。革命によって成立した軍事政権が国家運営を担ったが，軍部が首都で政権と異なる立場を持つ学生や知識人，諸組織や団体に対する弾圧を推し進めたため，エチオピア各地で反政府勢力が結成され内戦が勃発した。

エチオピア内戦は1991年の軍事政権崩壊まで続き，1984年から85年の飢饉は内戦下で発生した。軍事政権は，全国で展開する反政府勢力の活動を封じ込めるために，予算の大半を軍事費に拠出した。そのため，国内の開発はほとんど進まず，とくに農村の生活は革命前と全く変わらなかった。農村には十分な教育や保健衛生サービスがないばかりではなく，飢饉の際に被災地に食糧を運び入れるための道路も整備されていなかった。

軍事政権と反政府勢力の戦闘は，新たな開発を導かなかっただけでなく，戦闘による甚大なインフラの破壊や農地の荒廃を引き起こした。多くの食糧が国外から運び込まれても，被災地の救済キャンプに運搬することも難しく，また被災民はキャンプに自力で辿り着かない限り，援助や医療支援を受けることもかなわなかった。1972-74年に北部を中心に飢饉が発生した際も，首都やエチオピア南部では食糧供給の問題がなかったと指摘されており（セン，2000），国内の食糧配分や流通網の問題は早くから認識されてきた。80年代になっても国内流通網の不整備が飢饉対応の障壁となっており，飢饉が引き金となって革命が起きたにもかかわらず，軍事政権はその障壁を取り除く措置を講じていなかった。

飢饉が周期的に起こるエチオピアにおいて，なぜ軍事政権はこの問題を放置してきたのか。

(2) 救済復興委員会

1974年のエチオピア革命で皇帝が廃位される1週間前には，当時のエチオピア帝国政府によって，救済復興委員会と名付けられた飢饉に対応するための国家機関が設置された。しかしながら同機関は，帝国政府への不信を払しょくして飢饉に対応する間もなく，その母体である帝国政府が革命により崩壊した。飢饉に起因する社会不安の後押しを受けて成立した次の軍事政権は，救済復興委員会を残存させたものの，政権の関心は権力の掌握と内戦の鎮圧に向けられたために，

救済復興委員会の活動は形骸化した。

　1984年11月以降，国際支援の受け皿となり，支援に不可欠な飢饉の情報を提供したのは救済復興委員会であった。委員会が飢饉の実態を把握していたにもかかわらず，軍事政権の中枢は飢饉を事実上無視した。軍事政権の不可解な対応の背景には，内戦がある。飢饉の被災地のうち北部のティグライ州やエリトリア州（当時）には強力な反政府勢力が展開し，長らく軍事政権と武力衝突を繰り返していた。飢饉の発生によって支援物資を同地域に送ることは，軍事政権にとって敵地に塩を送ることにほかならなかった。被災民がすべて反政府勢力の支援者ではないにもかかわらず，軍事戦略が優先され，飢餓の問題は放置され，30万人以上が命を落とす結果となった。飢饉の発生は降雨不足など自然環境の変化に起因する天災であったが，飢餓の発生とその後の被害の拡大は，明らかに人災であった。

(3) 強制移住という対策

　問題を放置してきた軍事政権に対して，国際社会からの批判が非常に高まった。海外メディアによる飢饉の報道が1984年まで遅れた背景にも，軍事政権の隠ぺい体質と，反政府勢力の支配地に国際的関心が集まるのを警戒した軍事政権の戦略が，深く関与している。

　軍事政権の失政は国際支援が入った1984年以降も続いた。飢饉の隠ぺいに対する国際批判が高まると，軍事政権は失政を挽回すべく，被災民の強制移住計画を断行した。強制移住計画の概要は，土壌侵食や人口圧により農業生産の増産が見込みにくく，飢饉発生リスクの高いエチオピア北部地域から，農業生産性が高いとされる南部に人々を移住させるものだった。一見すると，中長期的な飢饉対策として妥当とみられる移住計画であるが，実態は，被災民対策を国際社会にアピールするとともに，内戦の戦力になりかねない地域の住民を村ごと，反政府勢力の影響がおよばない遠隔地に移転させることが目的とされていた（峯，1999）。救済キャンプで食糧支援や医療サービスを受けたあと，体力を回復して残してきた家族や家屋，家畜のために出身村に戻ろうとした被災者の多くが，キャンプを取り囲む軍人に銃で威嚇されて足留めされた。キャンプから抜け出した者が，軍人に銃殺されることもあった。キャンプにとどめ置かれた被災民たちは，強制的に輸送機に乗せられ，気候も，また民族言語も慣習も全く異なるエチオピア南部に強制移住させられた。軍事政権が再定住地に指定した土地は未開墾地であり，

水や家屋など生活に最低限必要な環境も整備されていなかった。与えられたテントで雨露をしのぐ生活をしながら農地の開墾を一から始めたが，出身地と異なる気候条件や熱帯病の影響で，移住後に命を落とす者も出る過酷な環境であった。

(4) 人民解放戦線の活動

　被災民，とくに農村出身者は，飢饉の中で圧政を繰り返す軍事政権の支配にあらがうこともできず無力だったが，内戦と飢饉の下で，軍事政権とは別に，エチオピア人が飢饉の救済活動を展開した例もある。軍事政権と戦う反政府勢力が，国際支援組織と一部連携をとりながら，飢饉の救済活動を独自に展開し，内戦や軍事政権の統制により支援が届かない地域にも積極的に支援を実施した。

　先に述べたとおり，飢饉による被害が甚大であったエチオピア北部では，反政府勢力が長らく軍事政権と戦闘を展開していた。反政府勢力であるティグライ人民解放戦線（TPLF, Tigray People's Liberation Front）は1975年に結成され，軍事政権の圧政が深まるにつれ，主に農民を中心に広範な支持を集めた。1982年頃から飢饉によって徐々に農民の生活が困窮し始めると，TPLFはいち早く飢饉に対応するために，独自ルートを使って隣国スーダンから食糧を輸送し，農村救援活動を開始した。TPLFの支援活動を担ったのが，ティグライ救済協会（REST, Relief Society of Tigray）である。スーダンにおける食糧調達部門と農村に輸送を行う輸送部隊，医療部隊が編成された。軍事政権との武力衝突が各地で展開していたため，食糧輸送は空爆や軍の奇襲を避けて夜間に実施された（REST, 1986）。TPLFのメンバーでもある医学校卒業生が，RESTの指揮下で被災民に対して医療活動も行った。

　飢饉の被害がさらに拡大し，食糧輸送の限界が来ると，RESTは被災民を隣国スーダンに逃す作戦も展開した。国際支援が1984年末からエチオピア国内で展開された後も，内戦が展開されるTPLF支配地域に国際支援が入ることを軍事政権が禁じたため，人道的見地からUNHCRはじめ国際機関はTPLF傘下のRESTとスーダンで接触し，RESTと連携して被災民の保護，ならびに被災民の避難ルート確保や食糧支援を実施した（Young, 1997）。RESTはTPLFを支援する在外エチオピア人の寄付や支援金によって，国際支援と連携する前から独自の支援を展開し経験を蓄積し，国際支援組織と連携するに足る組織力と機動力を持つ救済機関となった。

　飢饉の問題を隠ぺいした軍事政権と，飢饉に真っ向から取り組んだTPLFの

第2章　食と健康　79

命運は冷戦の崩壊とともに逆転し，1991年に軍事政権はTPLFを含む反政府組織の連合に敗れた。一連の政治変動の背景には冷戦の崩壊や，権力争奪の構図など多様な要因が作用するが，軍事政権が飢饉の問題を放置して政権を支えるべき社会の支持を喪失したことが，政権崩壊の遠因となったと言っても過言ではない。国際支援が飢饉の救済に不可欠であったことは言うまでもないが，飢饉を巡るエチオピア内政の転換，また内戦と飢饉という二重の困難に圧政のもとで立ち向かった勢力が，エチオピアの新時代を築いたことも忘れてはならない。

3. むすびにかえて

　甚大な被害を生んだエチオピアの飢饉は，1986年には徐々に収束に向かった。しかし21世紀を迎えてもなお，エチオピアには飢饉のイメージがつきまとう。軍事政権崩壊後に樹立された新政権は，飢饉対策に力を入れている。

　天候不順による飢饉の可能性は，エチオピアのみならずアフリカではつねに隣り合わせにある。遠いアフリカ大陸で飢饉や飢餓が起きていることに，私たちは無関係なのだろうか。気候変動問題を協議する場でエチオピアの前首相が，先進国の工業化がアフリカにおける気候変動，ひいては飢饉の引き金になったと指摘した。飽食の国と飢饉にあえぐ国の差はどこから生まれるのだろうか。

　これからも国際支援は，飢饉に直面する国には必要となる。私たちは，支援する存在としてだけ飢饉をとらえていいのだろうか。生存に不可欠な食を巡る問題は，飢餓に瀕する国だけの問題ではなく，世界の不均衡とも通底している。食が欠乏する飢餓の経験を知ること，食の大切さを認識すること，飢餓と飽食の格差について考えることは個人の健康だけでなく，世界的な健康に関する問題を提起している。

【参考文献】

Dawit WG. *Red Tears: War, Famine and revolution in Ethiopia*, New Jersey: Red Sea Press, 1989.

Jansson K, Harris M and Penrose A. *The Ethiopian Famine*, London: Zed Book, 1987.

Dassalegn R. *Famine and Survival Strategies: A Case Study from Northeast Ethiopia*, Uppsala: Nordiska Afrikainstitutet, 1991.

REST, *Ethiopia: Untold Story*, New Jersey: Red Sea Press, 1986.

峯陽一　現代アフリカと開発経済学 – 市場経済の荒波のなかで　東京：日本評論社，1999

アマルティア・セン　黒崎卓・山崎幸治訳　貧困と飢饉　東京：岩波書店，2000

UNHCR, *The State of The World's Refugees 2000: Fifty Years of Humanitarian Action*, Oxford: Oxford University Press, 2000.

Mengisitu W. *The Geography of Hunger, Some Aspects of the Causes and Impacts of Hunger*, Uppsala: Uppsala University Press, 1987.

Young J. *Peasant Revolt in Ethiopia: The Tigray People's Liberation Front, 1975-1991*, Cambridge: Cambridge University Press, 1997.

コラム　神話を生きるバレリーナの身体

山口　順子

　優雅に演舞するバレリーナは，天空の神と地上の人間をつなぐ精霊という神話の中の存在である。バレエが発達したユダヤ教やキリスト教の西欧文化にとって，不浄の対象としての肉体をいかにコントロールするかは重要な課題であった。なかでも精神性優位の中世においては，肉体の働きや男女の接近するダンスに対して，世界のどの文化圏よりも道徳的，宗教的に厳格なものがあったので，女性の肉体は隠蔽されねばならなかった。教会の外では農民たちの楽しいダンスの輪が見られても，カトリック教会の厳粛な場で踊るのは，思春期前の皮下脂肪のついていない少年たちであった。

　ステージで踊るバレリーナは，人間の社会で生きることを運命づけられた神に近い存在の精霊や妖精であったから，チュチュを身につけ長い脚を観客に見せても，踊り手は人間ではなく，ギリシア神話の中のシルフ（Sylph）やニンフ（Nymph）など，自然界にすむ天上の存在が踊るのだという幻想（物語）をつくることで，踊り手の肉体性を超越しようとしたのである。

　当時の批評家がバレリーナの踊りを記述し評価する際の重要なキーワードは，「ライト（light）」である。それは神秘的な神の「栄光」に通じるとともに，精霊のように快活に舞うことができる「軽快さ」に通じるように，踊り手は光を通す薄く透き通った衣装を身にまとい，トゥシューズをはいて神秘的に舞い上がる聖なる精霊のイメージでなければ認められなかった（Jowitt, 1988）。しかも，女性のバレリーナにはステージを離れても，謙虚で純粋無垢な理想的女性像が求められた。限界に挑戦するバレリーナの身体は，神話そのものを表現するために創られた「聖なる儀式の場」であるとともに，肉体の物理性を克服するための「厳しい訓練の場」として，さらにはジェンダーに性格づけられた痩身幻想の神話そのものを生きる「葛藤の場」として存在している。体重がないこと，光り輝く聡明さを表す言葉が絡み合っていたという事実は，「痩身神話」の源流をさぐる，まことに示唆的な物語である。

　軽やかさは男性にも求められた。男性の動きは，重さを感じさせずに肉体の限界を超えることができる優れた英雄，つまり勇敢さの象徴であり，19世紀の踊り手の身体は，神が踊り，英雄を讃える聖なる時間を経験する場であった。たとえば「英雄の旅」にみられるように，ヒーローの内面的な変容過程に深くふれることは，貴重な時間であった。肉体の物理性は技術によって克服され，外側から評価され対象視されるとはいえ，表現

する身体は，わざの中で自己の身体として統合されるとともに，生命力の内的時間にも満たされていた。そして何よりも，ともに喜んでくれる観客によって支えられてもいたから，今日のように，若い女性たちが，身体的に成長，成熟を拒絶することにはならなかったと言える。事実，当時のバレリーナは現在の基準よりもふっくらしていた。

　痩身神話のはじまりを確定することは難しいが，バレリーナの細身の体は早くから賞賛を得ており，ダイエット（diet）の語は 17 世紀には見られる。diet-breadの語が 1617 年には現れ，1655 年初版の健康誌 "Health's Improvem"（1746）において，ダイエットの定義が語られている（ボルドー，1996）。

　痩身幻想が抱える課題を，西洋のフェミニズム問題として包括的に研究しているボルドー（Bordo, 1993）によれば，ボディ管理が組織化され，食事を控える行為は，ヴィクトリア朝後期の豊かな食生活をする人々の中から始まった。そして，19 世紀後半まで，ダイエット行為は中産階級の最大の関心事となるが，宗教儀礼的に行われていた「魂の浄化」という断食や摂食行為が，その後，宗教目的を離れて可視的な細身の肉体を得るために一般社会の中で課題とされてくるのである。

　20 世紀になると，姿勢をはじめ，身体管理への関心が教育的課題として取り上げられてくるが，フェミニズム運動の第一波の人々によって，身体が，誤った社会通念をつくっている（ボディ・イデオロギー）と指摘されようになる。社会的・文化的につくられた性差（ジェンダー），つまり，「男らしさ，女らしさ」に結びついた身体へのまなざしが，女性のスポーツをする機会を奪っている，「神話化された幻想からリアリティを見つめ直そう」（Carole,1978）と，女性スポーツに関わる書物も刊行されるようになる。フェミニズム運動の第二波が活発になるのは，1970 年代後半以降のことである。

【参考文献】
Bordo S. *Unbearable Weight : Feminism, Western Culture, and The Body*. Berkley: University of California Press, 1993.
スーザン・ボルドー　杉浦悦子訳　細い体を読む　Imago 1996；7：46-67
Carole AO, ed. *Women and Sport: From Myth to Reality*. Philadelphia: Lea & Febiger, 1978.
Jowitt D. *Time and the Dancing Image*. Berkley : University of California Press, 1988.
Vincent LM. *Competing with the Sylph: The Quest for the Perfect Dance Body*, 2nd ed, Hightstown: Princeton Book Company　Publishers, 1989.　邦訳　森下はるみ監訳　"妖精"との競いあい－パーフェクト・ダンスボディ　東京：大修館書店，1997
山口順子　痩身「神話」を越える身体の神話的な時間の再生　体育の科学 1996；46：885-890

第3章
女性の身体像と健康

身体図式と身体像　世界をみる二つの視線

　「身体は自分のものであって自分のものではない。誰も自分の身体を選べはしないのである。……にもかかわらず，人は，まるでそれが自分の最大の過失でもあるかのように，自分の身体を恥ずかしいと思う」（三浦雅士『身体の零度』講談社，1994）。

　人間の身体は，身体図式（ボディ・スキーマ）と身体像（ボディ・イメージ）の二つの視点を持っている。ボディ・スキーマは，姿勢のゆがみなど，身体の内側から感じとる無意識下の感覚現象で，技術の習得に不可欠な内観世界だ。他方，ボディ・イメージは外観から受ける印象や心象風景であり，他者の視線に縛られやすい。「痩身願望」や「かっこよくありたい」など，人々の集合的な観念がつくる「身体像」は，内と外から二つの視線が交錯する「相克の戦場」なのである。

　北米大陸東部の先住民には，この二つの視線を超える「球戯神話」の知恵が継承されている。いつも対立は「空を飛ぶ鳥」と「地上の獣」の間に起こる。自らが見ている世界の相違から生じる喧嘩を解決し，戦争を避けようと，鳥のキャプテンと獣のキャプテンが知恵を絞って相談する。明晰な鳥のキャプテンが「ボールゲームで解決を」と提案すれば，「それはいい考えだ」と獣が応じる。生き物すべてが登場する試合は朝から晩まで続くが，決着はつかない。暗闇が迫り，鳥も目が見えず，獣もつまずいて転びはじめる。その時，鳥のように翼を持ち獣のように牙を持つ存在（例えば，暗闇でも活動するコウモリ）が飛び出してゴールを決める。ここには，空からの俯瞰的な視点と，地上の「いま・ここを生きる」実存的なまなざし，そして両者の乖離を結びつける，「芸術やスポーツなどの技法から知る」世界がある。まことに，身体それ自体が「表現し-表現される」二面性を含む関係であり，人は，生命そのものの要求にもとづいて，二つの視線の融合を自らの内的経験を掘り下げて学ぶのである。

　本章では「ボディ・イメージ」をめぐる視線，生命を産み出す女性のからだの神秘的，実存的視線，自己改造の人間的欲望をめぐる議論への導入を論じていく。（山口　順子）

第1節

ボディ・イメージとやせ志向

井上　則子

　女性としての身体の機能が成熟する時期において，低体重や体脂肪不足は月経不順や体調不良を引き起こす原因になることもあるが，思春期の女性はやせ志向が強く痩身体型を標準体型と認識する傾向がある。日本の若い女性のやせすぎは以前から指摘されており，最近ではそのやせ志向が妊婦にも及び，2500グラム未満で生まれる低体重児が増えている。低体重児の成人後の生活習慣病の発症率が高いことは，様々な研究で明らかになっており，その原因は胎児期の低栄養状態にあるという。胎内で飢餓状態に置かれた子どもは，こうした環境に適応するために，遺伝子の機能を調節する仕組みが変化し，その変化は生まれた後も続く。そして出生後の豊かな栄養環境に適応できず，成人後に糖尿病や高血圧などを発症する可能性が高くなるのである。

　やせすぎの健康障害や，妊娠中の女性の栄養状態が子どもに与える影響が明らかになっても，若い女性のやせ志向は一向に衰えることがない。雑誌やテレビ，そしてインターネットなどでは「美しくなるためにはやせていなければならない」「やせて美しい身体になれ」というメッセージが常に発信されており，その情報は膨大な量にのぼる。本節では女子大学生を対象に「今の体重で満足している」「全身を鏡に映した時，自分の姿に満足している」等のボディ・イメージについて調査した結果を示しながら，若い女性のやせ志向について考えてみたい。

1. ボディ・イメージ

　私たちは自分の身体の一部を見ることはできても，全体を見ることは不可能であり，自分の身体像，つまりボディ・イメージ（body image）は心の中に描いている想像の姿にすぎない。このボディ・イメージという概念は心理学，精神医学，

神経学などの幅広い領域で用いられてきたが，その定義は研究者によって様々である。そもそもボディ・イメージとは，四肢切断術後の幻影肢，つまり切断された肢体部分が喪失しているにもかかわらず，まるで存在しているかのように知覚される現象の説明を可能にした概念である。ここでは若い女性のやせ志向に関連すると思われるボディ・イメージを中心に，その概要を紹介する。

　ボディ・イメージは摂食障害との関連が深く，それを最初に指摘したブルックは『やせ症との対話』（星和書店，1993）で，拒食症患者の三つの特徴をあげている。一つは妄想に似た誤った身体の認知（歪められた身体像），二つめは身体感覚についての混乱，三つめはあらゆる面で自分が劣っているという無力感である。精神科医であったブルックと患者との対話から編まれたこの本には，「患者さんたちは，自分自身と自分の生き方を，とても不満に思っているのですが，その不満を身体のほうへ向けてしまいます。そこで身体は，異物として扱われます。『太らないようにする』必要があるわけです。患者さんたちは極端に自分を規制したり抑制したりします。彼女らを見ると，身体感覚の認知やコントロールの仕方が不正確です」と記述されている。拒食症患者は自分自身の生き方に不満があり，その不満を身体に向けて，身体を異物として扱っているという。しかも身体感覚の認知やコントロールが不安定であり，そのために妄想に似た誤った身体の認知を持っている。彼女たちのボディ・イメージは，肥満を極度に恐れ，骨と皮になるほどのやせを理想化するような誤ったものである。また空腹感など内的，外的刺激における身体感覚の混乱も生じており，その背後には自分に対する無力感が存在している。ブルックは拒食症患者が母親から統制的で過干渉な養育を受けた結果，表面的には従順であるが，内面的には自らの欲求や感情に従って行動できないとして，それを食欲感覚に代表される身体感覚をめぐる自律性の障害と捉えたのである。

　拒食症患者の特徴の一つとして，ブルックは身体感覚の混乱をあげたが，この身体感覚について中里（1983）は「身体感覚は，昔から『体感』として，視覚や聴覚とはまた別の意味で特権的な地位を与えられてきた。それはひとつには，『体感』が，基本的には外界の諸事物に関する情報を提供するものではなく，もっぱら自らの身体に関する感覚であって，自己保存に最も直接的に関与するものだという認識があり，そして，身体を物体として対象化したとしても，それは外界の諸事物とは混同するわけにはいかないような——それがなければ，自分自身が成立しないような——かけがえのない存在であるという認識があったからだと思わ

れる」と論じている。身体感覚は自己保存に最も直接的に関与するものであり，自分自身の成立には不可欠である。そしてそれは，ボディ・イメージの形成においても同様である。

　ブルック以後，ボディ・イメージと摂食障害に関する研究は数多く行われており，拒食症患者のボディ・イメージの障害には身体サイズを正確に評定できないものと，身体サイズは正確に評定できるが，自分の身体に対して極度に批判的，または誇張した反応を示すものの二種類が明らかになっている。また過食症患者における身体に対する不満足感の特徴も指摘されており，身体サイズ評定の障害だけではなく，身体に対する不満足感を検討する必要性も論じられている。

　臨床心理療法家のオーバック（1992）が，拒食症患者との関わりの中で捉えたボディ・イメージの記述には力動的な考察が含まれており，若い女性のやせ志向を論じる糸口が見いだせる。それは「自己の統合された姿としての身体の概念や意識は皆無であり，むしろ身体は，肉体という形をとって，欲求や満たされない対象関係をコントロールしようとする内なる苦闘と，受け容れられる自己イメージを身につけようとする試みを表している。身体は，人が生きてゆく場ではなく，脱ぎ着するものである」。拒食症患者にとって身体は生きてゆく場ではなく，脱ぎ着するものと例えられるように，自分の意志でコントロールできるモノにすぎない。それゆえに，やせ衰えた身体は彼女たちが自分の身体を完全にコントロールしている証でもある。鷲田（1998）も西欧の所有論の歴史のなかでは，何かに対して「所有権をもっていること」や「じぶんのものであること」が，つねにそれを「意のままにできること」と等値されてきたとして，過食症や拒食症について以下のように述べている。「じぶんの意のままになる身体という夢。身体の絶対的な所有によって身体＝自己をパーフェクトに支配したいという夢。この膨れ上がった自律幻想が箍を外されてしまうと，栄養摂取の行為そのものが過食症や拒食症へと越境し，シェイプ・アップやボディ・デザインの作業がぎりぎりまで，たとえばマッチョ・マンの製造にまで逸脱する」として，身体をモノとして扱うこと，そして身体を自分の意のままになるものと錯覚することの危険性を指摘している。

　ボディ・イメージという概念を提案したのは，精神医学者のシルダー（1987）であるが，彼は様々な臨床例の知見を基礎として「個々人が，各自について持っている身体の空間像」と定義した。また「人の身体の心像とは，われわれが心に形造る自分自身の身体についての画像であり，身体が自分にとってどのように見

えるかという，その見え方である」として，ボディ・イメージの形成には，視覚が優位であることを強調した。一方で「人には，様々な感覚があり，また，身体表面の各部位を認知している。感覚には，触覚，温覚，痛覚がある。筋肉の伸縮を指示する感覚が筋肉と筋膜にある。つまり，筋肉の神経支配に由来する感覚と内臓からくる感覚がある。それらの感覚の上に，身体が統一しているという直接体験がある。この統一体は，知覚されるが，それは知覚以上のものである」というように，ボディ・イメージを形成する際にはすべての身体感覚が必要であることも指摘している。シルダーが述べるところのボディ・イメージ，すなわち「身体が自分にとってどのように見えるかという，その見え方」は，「身体が統一しているという直接体験」が礎となり形成され，身体経験が大きな役割を果たすことになる。

　鷲田（1998）もこの「身体が統一しているという直接体験」について，「わたしの身体はわたし自身のそのごく限られた一部しか見ることができない。ということは，わたしたちにとってじぶんの身体とは，想像されたもの，つまりは〈像〉（イメージ）でしかありえないということだ。いいかえると，見るにしろ，触れるにしろ，わたしたちはじぶんの身体にかんしてはつねに部分的な経験しか可能ではないので，そういうばらばらの身体知覚は，ある想像的な『身体像』をつなぎ目としてとりまとめられることではじめて，一つのまとまった全体として了解されるのだということである」と述べている。

　『ボディ・イメージ　心の目でみるからだと脳』を著したゴーマン（1981）は,「ボディ・イメージとは自分自身の身体についての概念である。それは知覚的プールと経験的プールとの相互作用によって形成される。知覚的プールは，われわれの現在および過去のすべての感覚的体験から構成され，経験的プールはわれわれのすべての経験や情動および記憶から構成される。したがって，ボディ・イメージは，可塑的で力動的な総体であり，新しい知覚や新しい経験によって絶えず改変されているのである」として，自分の身体についての概念が可塑的で力動的な総体であり，それは新しい知覚や経験によって形成され，絶えず改変するものと定義した。ゴーマンもまた身体感覚や身体経験の相互作用が，ボディ・イメージの形成に関与することを指摘している。

　身体境界（body boundary）という概念を提唱し，ボディ・イメージの研究に貢献したフィッシャー（1979）の研究も興味深い。ナポレオンが身体的な劣等感のために世界征服を試みたという有名な話に重要な意味が含まれていると考え,

身体に対する態度が，非身体的な「外部」の世界での行動に影響することを検証している。

　身体境界とは自己を外界から区別し，自己の輪郭を縁どる部分であり「個人はその身体を保護的な境界によって囲みたいと望んでおり，この欲求を満たすために筋肉の緊張や身体の装飾やその他の方法を手段として用いる」と説明されている。この身体境界がロールシャッハ・テスト（被験者にインクのしみを見せて何を想像するかを述べてもらい，その言語表現を分析することによって被験者の思考過程やその障害を推定するもの）に反映されることを確認し，「自己の身体と外界を明確に区別するための『防壁得点（barrier score）』が高ければ身体境界が明確に意識され，侵入しようとする異物に対して抵抗することができる」と結論づけた。つまり防壁得点が高ければボディ・イメージは明確であり，逆に低ければ，自分の身体と外界との境界が弱まり，ボディ・イメージが曖昧であることを示している。フィッシャーは身体概念を臨床患者の研究に適用し，さらには科学や芸術などの創造活動の分野，性差別や人種問題にまで対象を拡げ，人間の様々な行動や社会的現象の解釈を試みている。

　ここまで，やせ志向に関連すると思われるボディ・イメージを中心に，その概要を紹介してきたが，これらは主に心理学領域における知見であった。山崎（2011）が「ボディ・イメージは単に自己身体についてのイメージや概念というだけでなく，それに付随する態度や感情まで含むものとして理解されている。そして，幼児期からの心理発達にも重要な役割を演じていると同時に，身体を通じた様々な経験や感覚，さらには情動などを通じて再構成されたり歪められたりしながら，その人のパーソナリティや行動，健康状態にまで影響を及ぼすものと考えられている」と述べているように，ボディ・イメージの研究は心理学の範疇だけにとどまらない。先に述べたように，精神医学や神経学はもちろんのこと，近年では社会学等においても様々なアプローチで研究が行われている。このことを理解した上で，次項では女子大学生を対象にボディ・イメージについて調査した結果を示しながら，若い女性の「やせ志向」について考えてみる。

2. やせ志向に関する調査

　この調査は津田塾大学のやせ志向の実態を把握し，彼女たちが自分の体型をどのように捉えているかを明らかにするために実施された。2012年4月に実施し

表1 ボディ・イメージ (「はい」「ややはい」と回答した比率)

質問項目	やせ (n=146)	標準 (n=570)	肥満 (n=80)
1 体重と身長のバランスがよい	78.1%	65.1%	10.0%
2 今の体重で満足している	74.7%	37.1%	6.2%
3 全身を鏡で映した時,自分の姿に満足している	53.4%	28.3%	8.7%
4 もう少し背が高ければと思う	58.2%	63.5%	70.0%
5 もう少しやせたい	47.9%	93.7%	98.7%
6 太腿に脂肪が多い	61.6%	94.6%	100.0%
7 ダイエットに気をつかっている	38.4%	65.1%	83.7%
8 ウエストの回りに脂肪が多い	45.9%	78.6%	98.7%
9 もう少し筋肉質になりたい	56.8%	59.3%	56.2%
10 運動すると体型が良くなる(と思う)	88.4%	91.4%	91.2%

た健康診断結果を返却する際に,本人の承諾を得た上で2012年5〜7月にアンケート調査を行ったが,799名より有効回答796 (99.6%)が得られた。調査項目は①BMI数値,②ボディ・イメージに関する10項目で,ボディ・イメージに関する項目は先行研究 (Huddy, 1993) を参考に作成し,3段階評定 (はい,ややはい,いいえ) で回答を求めた。

BMIを基準として体型区分した結果は,「やせ」146名 (18.3%),「標準」570名 (71.6%),そして「肥満」80名 (10.1%) であった。日本肥満学会肥満症診断基準検討委員会 (2000) によれば,BMI (Body Mass Index:体格指数) とは,「体重 (kg) ÷身長 (m)^2」という式で算出され,肥満の程度を示すものである。ここ数年間,本学の「やせ」の割合は19%台で推移していたが,今回の調査では18.3%とやや減少している。一方で10%に満たなかった「肥満」の割合が徐々に増加し,はじめて10%を超えた。なお,BMI最小値は14 (1名),BMI最大値は34 (1名) であった。

表1は各ボディ・イメージの質問項目に「はい」「ややはい」と回答した比率

体型	はい	ややはい	いいえ
やせ	18.5	29.4	52.1
標準	68.4	25.3	6.3
肥満	92.5	6.1	2.3

図1 項目5「もう少しやせたい」

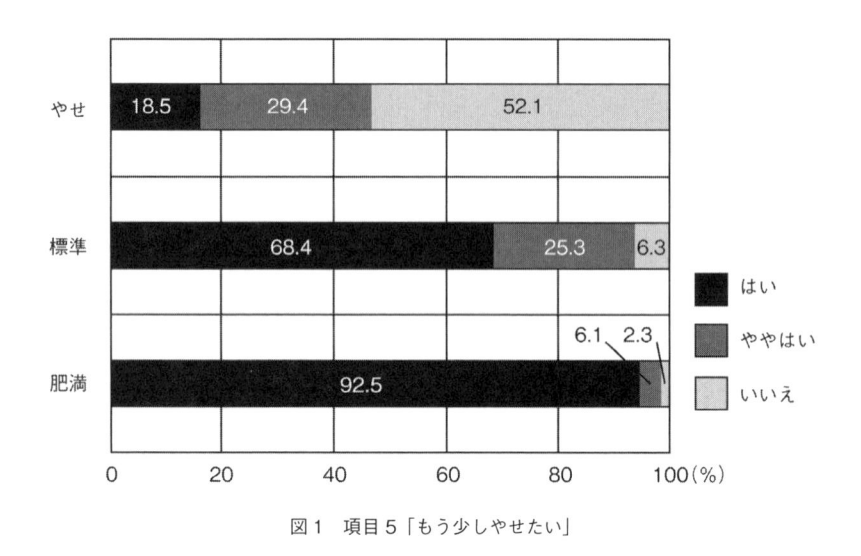

を，体型別に示したものである。項目1「体重と身長のバランスがよい」において，「やせ」の78.1％が体重と身長のバランスがよいと回答しており，痩身体型に満足していることが分かる。しかしながら，「標準」で自分の体型に満足している割合は65.1％にとどまり，3割強の学生が標準体型に不満足であった。このような傾向は，項目2「今の体重で満足している」の結果でも顕著であった。「やせ」で「はい」「ややはい」と回答した学生は，74.7％であった。ところが「標準」で，「はい」「ややはい」と回答した割合は37.1％にとどまり，約6割の「標準」の学生が現在の体重に不満足であった。また「やせ」の学生においても，「いいえ」と回答した割合が25.3％であり，自分の体重に対して満足していなかった。「いいえ」と回答した「やせ」の学生は，「もう少し太りたい」，あるいは「もう少しやせたい」と思っているのだろうか。図1の項目5「もう少しやせたい」の結果と照らし合わせてみる。

「やせ」で「はい」と回答した割合は18.5％であり，「ややはい」と回答した学生と合わせると，約半数の47.9％が「もう少しやせたい」と回答していた。従って「今の体重に満足していない」という「やせ」の学生は，「もう少しやせたい」と思っていると推察される。当然のことながら，「標準」において「はい」「やや

はい」と回答した割合は非常に高く，93.7％にもおよぶ。全体としても85.7％の学生が「もう少しやせたい」と回答しており，この結果は本学におけるやせ志向を示している。

　やせる必要のない学生でも，やせたいという意志を持っていることがうかがえるが，これは項目7「ダイエットに気をつかっている」の結果にもおいても明らかであった。「やせ」38.4％,「標準」65.1％が,「はい」「ややはい」と回答しており，ダイエットに気をつかっていることが分かる。全体でも約6割（62.2％）が「ダイエットに気をつかっている」という結果であった。「ダイエットに気をつかっている」は，「自分の意志によって体重をコントロールする」と置き換えることも可能で，これは前項のオーバック（1992）や鷲田（1998）が述べるところの，身体を「コントロールする対象」と捉えていることの表れでもある。項目10「運動すると体型が良くなる（と思う）」は，それに関連する質問項目であったが，「やせ」「標準」「肥満」という体型の区別なく，9割程度の学生が「はい」「ややはい」と回答しており，大多数の学生が身体を「コントロールする対象」と捉えていることが分かる。

　ボディ・イメージに関する全項目の調査結果を概観すると，項目3「全身を鏡で映した時，自分の姿に満足している」には否定的な回答が多く，一方で項目4「もう少し背が高ければと思う」，項目5「もう少しやせたい」，項目9「もう少し筋肉質になりたい」等では，肯定的な回答が多かった。この結果は，彼女たちの現在の自分の体型に対する満足度の低さを示していると考えられる。本学においても，やせ志向の強さ，そして自己嫌悪感や自分を受け入れられないという傾向が伺える。次項では，若い女性はなぜやせたがるのか？　その背景について考えてみる。

3. やせ志向の背景

　雑誌やテレビ等の直接視覚に訴えかけるメディアは，常に流行のダイエット法やメイク，髪型等の美に関する情報を流し続けており，若い女性に与える影響は計り知れない。特に「美しくなるためにはやせていなければならない」「やせて美しい身体になれ」というメッセージは，彼女たちの美に対する心を刺激する。その情報は膨大な量にのぼり，それに伴いダイエットビジネスの市場規模も拡大している。ダイエットビジネスとは浅野（2003）によれば，体重の減少，あるい

は増加抑制を望む個人への支援型ビジネスであり，1．食品・薬品系ビジネス，2．機器・用具系ビジネス，3．出版系ビジネス，4．サービス系ビジネス，5．ネット系ビジネスがある。

確かにダイエットビジネスは，医学的にやせた方が望ましい人にとっては体重を減少させる支援として有効であるが，実はそのコアターゲットは参加意欲が高く，ダイエット実践者の大半を占める OL や主婦であるという。20～30代の女性のダイエット人口は1,200万人とも推定されているが，この年代の女性は最も「やせ」の割合が高く，「肥満」の割合が少ない。厚生労働省の平成24年国民健康・栄養調査では，「やせ」（BMI＜18.5）の割合は男性4.2％，女性11.4％であり，20代女性は21.8％と抜きんでて高い。30代女性の「やせ」の割合も年々増加しており，17.1％にもおよんでいる。健康という観点からはダイエットをする必要がない年齢層であるにもかかわらず，この若い女性たちがダイエットビジネスのコアターゲットとされている。そして彼女たちがやせることにエネルギーを費やすことで，ダイエットビジネスは多額の利益をあげ，その市場規模は少なくとも1兆円超とも推定されている。

加藤（2010）は「ダイエットビジネスが広告を通して『やせ規範』を作用させることに一役買い，また若い女性がダイエットに励むことによって，ダイエットビジネスが多額の利益を上げているという構図を見抜く必要がある」と指摘している。「やせ規範」とは，人間は身体として評価されるという規範がとくに女性に強く作用し，女性がスリムでやせた美しい身体であるよう要請されることである。加藤は『拒食と過食の社会学』（岩波書店，2004）を著しており，近代社会における身体性にかかわる規範の作用を検討しながら，「やせ規範」の意味するところについて詳細に述べている。

「今日建前としては，人間にとって大切なのは精神であって，身体はどうでもよいものだとされる。『人間は精神として評価される』のだとされる。しかし実際には，個人は様々な社会的な場面で身体によって評価される。とくに女性は身体の外見により，男性よりもはるかに厳しく評価される」として，具体的に「学校や仲間集団においても女性は髪型やファッションに気を配り，おしゃれをしていなければかわいらしいと思ってもらえない。職場でもやせてスタイルがよく，外見に気を配らなければ，周りから悪く言われてしまう。現実には『人間は身体として評価される』という規範が働き，とくに女性には強く働いている」という。つまり現代社会においては，「人間は精神として評価される」「人間は身体として

評価される」という矛盾する規範が同時に働いており，身体性にかかわる規範の構造的な矛盾が存在するのである。

　米国の社会学者バイバーも，女性の身体イメージと身体ビジネスについて綿密な調査を行い，摂食問題を抱えている若い女性たちの背景にある社会的，文化的，経済的な力について考察している。これらは『誰が摂食障害をつくるのか』（新曜社，2005）にまとめられているが，特に注目したいのが図2に示すグラフである。

　バイバーは女性誌等に掲載されている体重グラフが，女性たちの理想体重を決めるために重要な役割を果たしていると考え，米国で最も大きなダイエット・減量団体の一つが用いているグラフを「文化的モデル」とした。一方で，医学的見地から理想体重を表しているメトロポリタン生命保険会社（1983年版）のグラフを「医学的モデル」としている。この「医学的モデル」は所定の体重と身長に対して死亡率が最も低い体重を示したグラフで，保険に加入している男女のデータを医学的・保健統計学的に分析し作成したものである。

　例えば身長160センチの女性は，「文化的モデル」によれば体重44〜49キロが理想であるが，「医学的モデル」では53〜60キロになる。つまり二つのモデルには10キロ近い差があり，この体重の違いを女性に対する社会の「やせよ」という圧力を表していると読み解いている。さらにバイバーは女子大学生を対象に理想体重を尋ね，それを実線の折れ線グラフ，そして実際の体重を点線の折れ線グラフで示している。実線の折れ線グラフは，「文化的モデル」の上限と下限の間に入っており，これは理想体重が「文化的モデル」に引きずられていることを明示している。

　バイバーは社会の「やせよ」という圧力と，摂食障害の増加の関連性にも目をとめており，理想体重として「文化的モデル」を選んだ女性たちほど摂食障害の発症が高く，さらには自分の体重に関心が高かったり，不安やうつ，また自分の身体への拒絶感を感じていることを指摘している。Attie & Brooks–Gunn（1989）も思春期の女性を対象に縦断的調査を行い，自分の身体に対して否定的な評価を持っている女性は，2年後の再評価において摂食障害を発症する危険性があることを確認している。ここでもまた，自分の身体への満足度が低い場合には，その不満足さゆえに身体を変えようと無理なダイエットをしたり，偏った食行動をとり，それが高じて摂食障害を引き起こすという構図が予想される。

　若い女性の痩身体型を標準体型と認識するやせ志向は本学においても認められ，これまでの研究結果が示すように，彼女たちの現在の体型に対する満足度は低

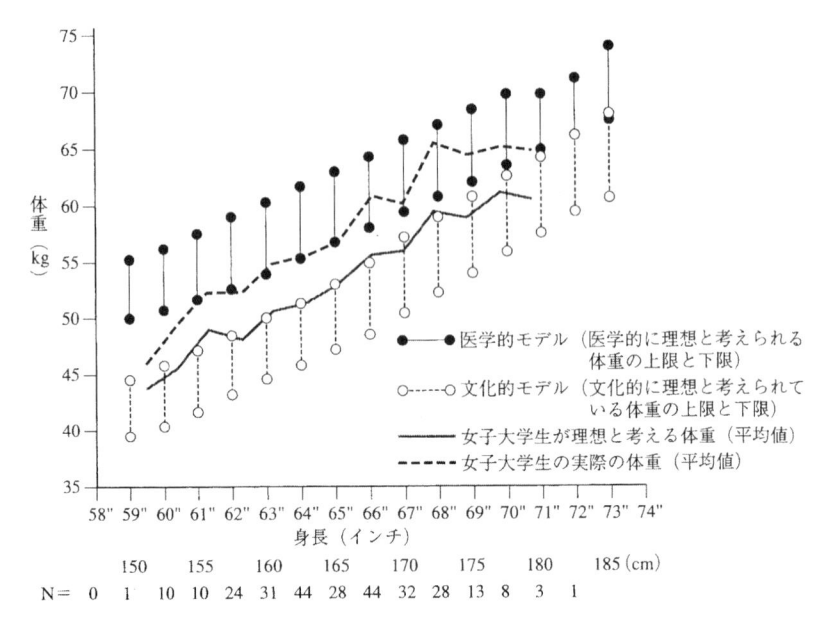

図2　女子大学生の身長と体重の関係と二つのモデルのグラフ（バイバー，2005より引用）

かった。自己嫌悪感が強かったり，自己肯定感が低い場合には，摂食障害の発症を招くことも少なくはない。そのような状況を打開する方向性として，加藤(2010)やバイバー(2005)は「高められた自尊心の感覚」や「自分らしくあることにフィットしている感覚」等を示唆している。自分らしくあることとは，身体も心もすべて含めた総体としての自分，その自分に対して信頼感や安堵感を持つことであるが，それが「やせ規範」や社会の「やせよ」という圧力から解放される糸口になるという。オーバック（1992）も「身体を人が生きる場として体験できる能力が拒食症からの回復にとっての要である」と述べており，この身体を人が生きる場として体験できる能力こそが，自分の身体への信頼感や安堵感であり，自分らしくあることへの居心地の良さである。そのためには身体は「コントロールする対象」ではなく，自分の心と切り離すことのできないものという認識が重要になってくる。意識していない無防備な身体の動きに，心の動きが表れており，身体症状として現れる中に，実は自分でも気づかなかった心の訴えがある。つまり身体

と心は無意識のレベルで連動しており，シルダー（1987）の言葉を借りれば「人は生存している限り，身体とともに存在している。換言すれば，身体すなわち私であるともいえる。われわれは身体なしには，感覚することも思考することも運動することはできない」。

自分自身の存立に身体感覚は不可欠であり，自分の身体に関するこの感覚が機能しなければ，信頼感も安堵感も得ることはできない。そして「我々は体を動かさなければ，身体について何も知ることができない」とシルダー（1987）が述べたように，身体感覚を総動員する身体運動の経験も，身体への信頼感や安堵感を増し，自分という概念を発達させるのである。「やせ規範」や社会の「やせよ」という圧力からの解放を論じる時，身体や身体運動がその契機になり得ることも含め，それらが持つ意味に改めて気づかされる。

【参考文献】

浅野信久　ダイエットビジネス　体育の科学　2003；53：205-209

Attie I. & Brooks-Gunn J. Development of eating problems in adolescent girls: A longitudinal study. *Development Psychology.* 1989；25：70-79.

バイバー SH　宇田川拓雄訳　誰が摂食障害をつくるのか－女性の身体イメージとからだビジネス　東京：新曜社，2005

ブルック H, クウゼウスキー D, シュー MA 編　岡部祥平，溝口純二訳　やせ症との対話　ブルック博士，思春期やせ症患者と語る　東京：星和書店，1993

フィッシャー SH　村山久美子，小松啓訳　からだの意識　東京：誠信書房，1979

ゴーマン W　村山久美子訳　ボディ・イメージ　心の目でみるからだと脳　東京：誠信書房，1981

Huddy DC. Relationship between body image and percent body fat among college male varsity athletes and nonathletes. *Perceptual and Motor Skills.* 1993；77：851-857.

加藤まどか　拒食症・過食症と身体の外見にかかわる規範　津田塾大学健康余暇科学・ウェルネス・センター編　からだが語ることば－摂食障害　東京：津田塾大学，2010：44-71

加藤まどか　拒食と過食の社会学－交差する現代社会の規範　東京：岩波書店，2004

中里均　身体感覚とリズム　飯田誠他編　岩波講座　精神の科学 4　精神と身体　東京：岩波書店，1983：141-176

オーバック S　鈴木二郎，天野裕子，黒川由紀子，林百合訳　拒食症－女たちの誇り高い抗議と苦悩　東京：新曜社，1992
シルダー P　秋本辰雄，秋山俊夫編訳　身体の心理学　身体のイメージとその現象　東京：星和書店，1987
鷲田清一　悲鳴をあげる身体　東京：PHP新書，1998
山崎史恵　ボディイメージのフレームワーク　体育の科学　2011；61：311-315

コラム　スポーツ選手の体重コントロール

山崎　史恵

　スポーツ選手の大部分が体重コントロールをしており，食事に関してもこだわりを持ち，規制をしている。食事の問題が生じやすい種目は三種類あり，一つは体重の階級制がある種目，二つ目は体型そのものが競技の得点に影響を与える種目，そして体脂肪が低いことがパフォーマンスの向上につながる種目である。このような種目に携わる選手には摂食の問題が多く，食行動の混乱が生じやすい。

　たとえば体重の階級制がある種目では，対戦相手との相対的な力関係が問題になってくる。自分の本来の体重よりも少なくすることによって，より小さい選手と戦うことができる。仮に，ある選手の体重が58キロあったとして，8キロの減量で階級を下げる。筋力を維持して減量すれば，50キロ前後の対戦相手と戦うことができ有利になるので，試合の直前に筋肉を維持して，脂肪と水分だけを落とす減量を行う。それを繰り返していくと，体重が落ちにくくなり，さらに減量で苦しむようになる。試合のたびにこのような減量を続けていくと，身体的にも心理的にも影響が出てくる危険性がある。

　女性選手の場合には，Female Athlete Triad（女性競技者の三徴）という三つの問題が絡み合うこともある。一つは食行動の問題であり，無理な食事制限をして低体重になると，二つ目の問題として無月経になる。そして三つ目の問題として骨粗鬆症になり，疲労骨折等の危険性が高まる。スポーツ選手は怪我をすると練習量が落ちるので，食事制限をするが，こうなるとこのサイクルから抜け出すことは難しく，競技生活から離脱せざるを得ない結果になることが多い。

　非常にいいレベルの体重を維持し，競技で成功している選手もいるが，一方で病気や怪我をしたり，精神的に辛くなりドロップアウトしてしまう選手もいる。この違いはどこから生じてくるのだろうか。スポーツ選手の中のSuccessful Dieterと，抱えた問題が大きくなり最後は離脱を余儀なくされるような人たち，つまりUnsuccessful Dieterの違いは何だろうか。

　スポーツ選手を対象に「摂食のパターン」や「摂食終了の手がかり」等を調査した結果，食事を制限しているか否か，という点で違いが出てきた。例外として，あるバスケットの選手で間食もあまり制限していない，食べたいだけ食べる，という選手がいたのも事実であるが，体重コントロールが必要な種目の中で，なおかつ，拒食的でも過食的でもない選手は，基本的に間食をしていないのであって，食事を制限しているのではない。

Unsuccessful Dieter，行動的にも心理的にも問題が示唆される過食や拒食に近い状態にある選手は，どちらも食事を制限しようとしているのである。

「食事をどのタイミングで終わりにしますか」と質問した時に，「お腹いっぱいになった」や「満足した」と答えた選手が，Successful Dieter には多い。「おいしい」や「満足した」，あるいは「満たされた」という自分の内側のいろいろな気持ち，食にまつわる気持ち，満足感，満腹感，それらを内部感覚と言うが，それが Successful Dieter にはある。ところが Unsuccessful Dieter は「これ以上食べてはいけないと思う」「食べすぎだ」というように，まず頭で判断して食事をやめる選手が多い。「自分が満たされた」「満足した」「お腹いっぱいになった」という食事のやめ方をしていない。「これ以上食べたらだめ」「我慢すべき」，また「皿のものを全部食べ尽くしてしまった」「家の中に食料がなくなった」のようなタイミングで食事をやめる選手も多かった。体型を調べてみると BMI は Successful Dieter も Unsuccessful Dieter も女性 20 ～ 22，男性 20 ～ 24 で太りすぎている人や痩せすぎている人が多いわけでもない。従って，Successful Dieter と Unsuccessful Dieter には，食行動の質に違いがあることが分かる。

食事の時に，自分の身体や心のポジティブな感覚を手がかりにして食事を統制している選手と，身体の手がかりを十分に活用せずに食事の量を調整している選手の身体像，つまり，身体への意識の違いも調査した。その結果，食事制限をしたり，過食気味であったり等の食行動にリスクが感じられる選手は，自分の身体への評価が相対的に低めであった。親和性，つまり自分の身体に慣れ親しんでいる，信じられるというようには感じにくい。自分の身体をまとまりがある，安定感があるとも感じにくい傾向がみられる。つまり自分の身体への関わり方が，競技で成功するための食行動を考える上で，一つの重要なポイントになる。

食事や体重の問題で悩んでいる選手に対しては，いろいろなアプローチの方法があるが，まずは身体への信頼感を回復，もしくは形成していくことが大事である。その中でも，辛いものは辛いと感じられる心，調子が悪い時には調子が悪いというように適切なケアができる心，食べ物の美味しさを味わい満たされる心，そのような身体と心のつながりを大事にしていく。悪いものもいいものも含めて，これらを大事にしていくことが，スポーツ選手には特に必要ではないだろうか。

本稿は，津田塾大学健康余暇科学・ウェルネス・センター編『からだが語ることば－アスリートと社会の課題』（津田塾大学，2011）より転載した。

第2節

"女性のからだの希望" を伝える
妊娠, 出産を学ぶことから

三砂　ちづる

1.「健康」を教える

(1) 薬を飲んでおきなさい

　2004年津田塾大学赴任以来,「健康教育」の講義を担当してきた。
　「健康」を教える, ということ。それは, 2002年に健康増進法が法律として制定され, 健康への関心が高まっているこの国において, 現在いっそう求められていることではあるが, 決して簡単なことではない。私たちが「からだ」を考える時, あるいは,「からだ」について考えようとする時, いわゆる「医学的」なアプローチ以外で考えることはとてもむずかしくなってきているからである。からだを「医学的」に考える, ということは,「健康」を考える, というより, むしろ,「どこが悪いのか」, つまり,「病気」を考える, ということになりやすい。「からだ」を「医学的」に考えることは, 現実には, 健康診断などをていねいに行って自分のからだを外から検査してもらって, どこか悪いところがないかをチェックし, 悪いところがありそうなら, 病院に行って治療してもらうこと, 多くの場合「薬をもらうこと」であり, 実際に日々の暮らしの中でどこか調子が悪い家族があれば,「お医者さんにみてもらおう」とする, ということである。学生の話を聞いていても, 具合が悪い, と言えば, 家族（多くの場合, 母親）に, それでは病院に行きなさい, とか, この薬を飲んでおきなさい, と言われることが多いようだが, これはからだを「医学的」に考えているのである。
　たとえば, どこか調子が悪い, ということは, なんらかの自分のからだや生活や関係性にゆがみがあり, 根本的には自分のありようを問われているのだ, と受け取り, 家族という小さな単位の中でお互いに助け合って調子を戻すようにする, ということを, 近代医療が今の形を整える前までは, 人間が長い時代をかけてやっ

ていたのだと思われるが，それは，私たちの日々の暮らしにほとんど継承されていない。ある時，学生に「先生，熱は薬を飲まないと下がらないんですよね」と言われたことがある。「熱が出る」というのはからだが何らかの理由があって反応していることであり，もちろん，薬物治療がすぐに必要な場合もあって，放っておけばよい，というようなものではないが，薬を飲まないと下がらない，というようなものであるはずもない。しかし，この学生はおそらく幼い頃から，熱が出たら，「早く薬を飲みなさい」と言われてきたのであろう。それ以外の選択肢はあまりなかったのだろうし，熱が出たら，薬で下げる，と思ってきたのだろう。からだの不具合は「外からの医療的介入によってしか正されない」という思い込みは，「医学的」アプローチから導き出されるある意味当然の帰結かもしれない。

(2) 病気はあなたのせいではない

　だからと言って，「健康」を教えることは，近代医療や，方法としての具体的な医療介入そのものを批判することではない。むしろ，私たちの周囲で身近になった「医学的」アプローチ，すなわち西洋近代医療（いわゆる allopathic medicine），つまりは，医院，病院，医療職，といった近代医療システムが，私たちにもたらしてくれた恩恵は，はかりしれないことを学ぶことでもある。感染症への対応や外科手術の功績について言及されることが多いが，西洋近代医療が私たちにもたらしてくれた最も大切なこと，最も大きな恩恵は，「病気はあなたのせいではない，病気は何らかの原因によって外からやってきたものだ」と説明したことだったのではあるまいか。近代医療は，からだを細分化し，細胞や遺伝子のレベルまで研究を進め，いったい何がからだの不調を起こすのか，微生物なのか，化学物質なのか，ストレスなのか，研究を重ねていく。何らかの不調には，何らかの外部の要因があり，いわば，「その体調の悪さは，何らかの外部の要因のせいであって，あなたのせいではない」ことを示すのである。

　近代医療が広く知られるようになるまで，おそらく多くの病というものは，本人の心がけの悪さや関係性のゆがみによって生じると思われていた。祖先崇拝が足りなかったり，親を敬わなかったり，人の恨みをかったり，嘘をついていたりするから，具合が悪くなっている，ということになっていたから，世界中にそのような関係性のゆがみを是正するための祈祷や呪術や宗教行為が存在していた。しかし，いま，具合が悪いから，と病院を訪ねて，「あなた，それは，墓参りしてないからですよ」とか，「お母さんを大切にしていない」とか，「人を妬んじゃ

ダメだ」などと，医師に叱られることは，あり得ない。医師はあなたがどんな症状を口にしても，その症状が，どこかあなたの外からやってきた何かに原因がある，と説明してくれる。「インフルエンザですね」とウイルスのせいにしてくれたり，「アレルギーですね」と「何か」とあなたのからだの反応のせいにしてくれたり，「ストレスですね」などと言って，あなたの努力のしすぎをほめてくれたりもする。あなたは病院に行って叱られることは，決してない。生活態度や人間性を批判されない。だから病院に行ける。ガンになったから，といって生活態度を批判されたりしないし，鬱になったから，といって先祖への態度を問われたりしない。だから，あなたは罹患した病気を職場や学校で堂々と口にして，休養することができる。これこそが近代医療のもっとも大きな功績なのではないか。「医学的」アプローチによって私たちは十分に救われているのである。

　ところが，私たちはみな具合が悪くなった時，その本当の理由を，心の底ではなんとなくわかっていることが少なくないのではあるまいか。原因は，病院で言われるように，なんらかの細菌やウイルスであったり，ストレスであったりするのかもしれないが，実は，自分の日々の暮らし方や，周囲との関係性のうちに，非常に厳しいものがあって，それがからだに現れているのかもしれない，ということが。

(3) 予兆を知っていたのに……

　病気を克服した人や，闘病中の方にインタビューを重ねて，病とは何か，ということを卒業論文のテーマにした学生がいた（赤松，2011）。この学生がインタビューした人たちは総じて，「今は病気になっているが（あるいは回復しているが），一番最初に体調の不調を感じた時のこと」をピンポイントに指摘することができた。それは，特徴のある頭痛であったり，げっぷが止まらなかったりといった，ちょっとした体調のゆがみなのであった。インタビューした人たちはほぼ全員，そういう，ちょっとした体調のゆがみを感知していたにもかかわらず，「薬を飲んだらおさまった」，「仕事が忙しかった」，「他のことで気がまぎれていた」などの理由で，その時は，やりすごしてしまった。あとで本当に具合が悪くなり，病気と診断されたあと，そう言えば，と思い出すと，全員がすべて，体調が悪くなった最初のことを，ピンポイントに指摘できたというのである。

　これは，驚くべきことだと思う。近代医療は，外からの病気の原因を指摘してくれるし，その部分だけを治療してくれる。自分としても，外部の原因が自分に

第3章　女性の身体像と健康　103

影響を与えることになったのはやむを得ない，アンラッキーなことであった，と理解をしているかもしれない。しかし実は，私たち自身はみな，自らの病気には何らかのきっかけがあることを知っており，それを感知できることが多い，ということなのだ。げっぷが止まらなかった時，自分の働き方に問題があるのではないか，と立ち止まって考えてみてもよかったし，周囲との関係についていろいろ考えを巡らせてもよかったのである。私たちはみな忙しいし，からだからの声は，まず，聞かないことにして，日常を変えることなく，続けていく。そしてある時，その症状は，さらに重篤で，消えることない苦痛となりはじめ，それが，近代医療で明確に定義されるような「病気」として，自分のからだに立ち現れてくるのである。

　近代医療が「あなたのからだの不調はあなたのせいではない」といくら言ってくれても，多くのからだの不調は何らかの予兆を伴って感知されていることも多く，関係性のゆがみとして理解されていることもまた多い。私たちは，本当は，自分のからだのそれぞれの個性ある状態において，どういう時に調子が良いのか，どういう時によい状態であるのか，理解する力が備えられているのだろう。ただ，現在つくりあげられているこの精緻な近代医療システムにおいて，また，「何がより多くのお金を生むか」という産業消費主義社会の中で，そのような力を意識することは，むずかしい。

（4）自分のからだに向き合う

　健康教育の講義は，近代医療の道筋，つまりは「医学的」アプローチに敬意を表しつつ学ぶものである。同時に，近代医療をある程度相対化もする。「健康」を考えるにあたり，「権威的な知識」のみに頼らず，自らのからだに自分で向き合うことができるようになることを目指すのである。

　具体的には，身近な健康に関する話題，性と生殖にかかわる保健，現代の重要な「医療」問題などを取り上げる。現代社会の関係性のうちにありながら，自らの人生を生き延びる知恵について，考えることを目標としている。とりわけ，女性の人生で身近な妊娠，出産，授乳，月経，更年期などを例に挙げながら，考えていくことを大切にしている。もちろん，妊娠，出産，授乳は人生で経験する人もあるし，しない人もある。しかし女性として生きていく上で自分が経験しなくても，家族や友人などの経験をサポートすることもあるだろうし，何より，自分自身の来し方（みな，母が妊娠，出産して自分がこの世に存在しているのである

から）をふりかえるきっかけにもなるだろう。具体的には，人間は近代医療の体系ができる前から，生きのび，次世代を育てていたことに想像力を働かせられるようなきっかけを提示できれば，と考える。

　そのように考えた上で，「健康教育」において，「妊娠，出産」をはじめとするいわゆるリプロダクティブ・ヘルスをどう教えるのか。たとえば，「出産」をとりあげてみよう。

2. Fish can't see water　魚は水がみえない

(1) 医療は水のようなもの
　アメリカの公衆衛生医で，元 WHO（世界保健機関）ヨーロッパ支局母子保健部長であったマースデン・ワグナー（Wagner, M. 1930-2014）は，自然な出産の大切さと助産師のはたらきの重要性を一貫して説いてきた人であった。"Fish can't see water: the need to humanize birth"（「魚は水がみえない　なぜ出産を人間的なものにする必要があるのか」）という論文を書いている（Wagner, 2001）。現代を生き，近代医療に囲まれている私たちにとって，医療とはまるで，泳ぐ魚にとっての水のようなものである，というのである。

　人間は出産を通じて次世代をつないできた。動物としての人間にとって，出産はごく日常の出来事である。病気ではなく，健康なからだのいとなみの一つだ。もちろん出産がいのちにかかわることもあるし，死ぬこともある。それは人間が生きている限り，いつか死ぬ，ということとほぼ同義であったろう。歴史が続いている限り，人間は人間を産んできたのであり，近代医療が始まってから出産，といういとなみが始まったわけでは，もちろんない。しかし，現代を生きる私たちは，「出産」を考える時，「産科医療」の環境なしには，「出産」ということ自体を想像することもできなくなっているのではないか。「魚は水がみえない」ということは，そういうことで，私たちは「出産」と言えば，意識せずして産科医療の環境を連想する。それはまるで，泳いでいる魚が自分の周りにある水を意識しないのと同じくらい，あってあたりまえになっている。私たちは出産，ということを考える時，もはや意識できないほど自然に，産科医療の環境をそのまま受け入れている，というのである。

(2) お産は危ないことか

　具体的に考えてみよう。筆者は、「健康教育」と並んで「国際保健」の授業も担当している。開発途上国と呼ばれるような、貧困や格差のあらわな地域において、どのように保健医療のあり方を考えていくのか、ということが「国際保健」の分野の課題である。各国、各地域で国際保健医療問題を考えていく時の医学的指標のうち、何人が1歳の誕生日を迎えることができないか、という指標である乳幼児死亡率と並んで、重要な指標が妊産婦死亡率である。妊娠出産でどのくらいの女性が命を落としているのか、を示す指標である。10万対の指標で、先進国と呼ばれる国では、妊産婦死亡率は1桁なのだが、アフリカ、南アジアなどでは100を超えている国がある。これらの妊産婦死亡率の多くは予防できると言われており、その方法を考えていくのが国際保健の重要な仕事だ。緊急産科医療の設備を整えたり、技術のある出産介助者のトレーニングをしたり、危険な妊娠中絶への対応を考えたりする。筆者自身も、ブラジル、マダガスカル、アルメニア、カンボジアなどで Safe Motherhood（安全に母親になる）と呼ばれる、妊産婦死亡を防ぐ技術協力プロジェクトの仕事もしてきた。そのような仕事の中で出会った、日本で助産所を開業している助産師の言葉が忘れられない。彼女は言う。

　アフリカや南アジアなどで妊産婦死亡率が高いという。だからもっと医療サービスを向上させなければならない、緊急帝王切開ができるようにならないといけない、という。しかし、お産とはそんなに危ないものなのか。助産所において、女性たちの自然なお産をずっと観察していると、お産というのは危ないものではなくて、ほとんどの人は無事に産めることがわかる。妊娠中ずっと妊婦さんをみていると、何かおかしい、ということは必ず、わかるものだ。わかるから、その人に食べるものを変えてもらったり、生活の仕方を変えてもらったり、気になることは、話してもらったりしてからだを整えていく。そのようにすれば、たいていの人は無事に産める。このようなことをみていると、たとえば、アフリカなどで医療サービスが整っていない、という理由だけでそんなに妊産婦死亡率が高い、というのは何かおかしいのではないのか……、と。

(3) 日本の開業助産所では

　日本の開業助産所は、普通の家のようなセッティングで、嘱託医はいるが、常駐している医師はおらず、開業助産師が出産を扱っている。日本の助産師は、切除したり縫合したり薬品を投与する、といった医療介入はできないので、自然な

出産のみを扱うことができる。医療介入ができないから，女性たちが自分たちの力を使い，赤ちゃんの産まれる力を生かすことができるように，妊娠初期から継続的に妊婦にかかわり，心身ともに妊婦を受容しながら出産に備える。結果として日本の開業助産所は世界の中で，近代産科医療が整えられる前に，人間はどのように子どもを産んでいたのか，ということをうかがい知ることができる貴重な場所となっている。

数多の開業助産所に，JICA（Japan International Cooperation Agency：国際協力機構）の研修生として開発途上国からの産科医や助産師を受け入れてもらっているが，彼らは「こんなに立派な設備など何もない普通の家のようなところで，安全に出産が行われていて，産んだお母さんたちがこの上もなく幸せそうにしていて，赤ちゃんも元気であるのは信じられない」とびっくりするのである。そこで長く働いている助産師からすると，「お産がそんなに危ないのはおかしい」，ということになるのだ。もちろん，危ないことも，はっとするようなことも，医療が必要になることも，いろいろなことがある。しかし，ずっと自然なお産をみてくると，普通，お産はそんなに危ないものであるはずがない，ということがわかってくるのだという。人間をイヌ，ネコと同列にしてよいはずもないが，身近にいるイヌもネコも，お産で死ぬことはめったにないように，動物としての人間も「お産くらいは」，なんなくこなしていたのではないのか。だからこそ，人間がここまで続いてきたのではないのか。病院も，産婆さんさえ十分にいなかったような村でも，ほんの数世代前まで「お産なんか，なんでもない，何人でも産める」と，女性たちは言っていたのである。

私たちは，出産，というとすでに「魚にとっての水」のように，産科医療の環境を思いうかべるし，その環境がないから，出産が危ないのだ，と考えがちである。だからこそ，開発途上国に，もっと整った産科医療サービスが必要だ，と考える。産科医療サービスが整っていないから，妊産婦死亡率が高いのだ，と考える。それがごく普通の考え方になっている。国際保健のプロジェクトだってそのように仕事をしてきた。

しかし，本当は，その考え方の前提が違うのではないのか。もともと，出産はそんなに危ないものではなかった。女性は自分の力を使って，赤ちゃんの産まれてくる力を生かしながら，出産をしていた。しかし，そこでなんらかの，「生きていく方向」をさまたげるような文化的な介入や，政治的な理由や，女性への理不尽な抑圧などが行われた結果，出産が"危ないもの"になってきたのではないか。

(4) 近代の技術で伝統を取り戻す？

　たとえば，西アフリカを中心に広く行われてきたFGM（Female Genital Mutilation: 女性性器切除）では，切った跡が瘢痕化するから，出産の時に会陰部がよく伸びず，出血を起こすことが多い。いきおい，出産時の出血は多くなるから，出産をとても危険なものにする一因となる。あるいは，女性が十分に食べ物をとることができなかったり，貧困のため適切な住まいに住めなかったり，政治的な理由で生活の安寧を確保できなかったり，様々な理由で「本来はそんなに危険なはずもない」出産を，危ないものにしていった結果，妊産婦死亡率がとても高くなっているのではないのか。そして，そのように，なんらかの人為的な理由で高くなってしまった妊産婦死亡率を，「近代産科医療」の技術で，なんとか，「もともとそんなに危なくはなかった」出産のレベルに戻そうとしているのではないのか。

　つまり，「近代産科医療こそが，とても危ない出産を安全にすることができる」というのではなく，「近代産科医療がなくても，そこそこ無事に行われていた出産が，なんらかの文化的介入によって危なくなってしまったため，そのレベルを，近代産科医療の力によって，もともとの，そこそこ安全であった出産のレベルに戻そうとしている」のが，現在起こっていることではないのか，ということである。そのように考えると，女性の持っている力を存分に生かし，赤ちゃんの持つ生まれる力を存分に生かす，というアプローチを現代も掲げ続ける日本の開業助産所が貴重な場であることの理由も，あらためてみえてくる。

　ワグナーのいう「魚は水がみえない」という論文では，開発途上国のことを中心に議論しているのではなく，むしろ先進国の状況が取り上げられている。日本においても，出産のことはすべて，医療の環境を通してしか理解されておらず，それがあまりにもあたりまえになりすぎて，女性たちは，それが「自分のからだのこと」ではなく，「医療の話」だと思っているのではないか。

(5) 女性のからだのイメージを伝える

　たとえば学生たちは，今までも，大学選びや，あるいは，在学中のサークル選び，ゼミの教員選び，ひいては就職先の選択などに関しては，結構なエネルギーを使い，真剣に検討してきたと思うが，自分やあるいは自分の親しい人が将来間違いなく経験するであろう，妊娠，出産に関しては，ほとんど何のイメージもなく，「医療」にまかせればよい，くらいにしか思っていないようである。

医療の目からみると，出産は危ないことばかりだ。近代医療は，「リスク」を探し，正常からの逸脱を定義し，異常とされたことを治療する。妊娠，出産は「何が起こるかわからない」（生きていること自体，何が起こるかわからないのだが）から，医療施設の管理のもとで行われなければならない，ということになる。そしてそのような状況が，私たちみなに「魚にとっての水」のように意識されず，所与の環境となってしまうから，出産はこわい，危ない，というおそればかりが先に立ち，生理的なあたりまえのプロセスとしての出産が伝えられなくなってきたのである。多くの女性たちが，そんなことはやりたくないからできることなら避けたい，と思うようになるのもむべなるかな，で，本来の意味での少子化の原因は，このあたりにこそみられるように思うのは，私だけではあるまい。

　もちろん危ない時は危ないし，医療の助けを借りなければならないこともあるが，もともと妊娠，出産，授乳，子どもを育てることなどは，人間にとって喜びに満ちた豊穣なる経験であった。医療の世界とは別に，生活の中で，月経，妊娠，出産，など性と生殖に関わることは，希望の経験としての語り口を持っていたはずである。

　「健康教育」では，このあたりまえのように感じているものを意識できるようになることを目的としている。つまり，私たちをとりまいている近代医療の状況や，産業資本主義のもたらしている環境を，できるだけよく理解し，できうる限り身体経験の豊穣につながる希望を伝えていきたいと考える。妊娠，出産は，自らが経験するかどうかは別としても，女性として生きていく上で常に身近に起こりうる出来事である。しかしながら，若い女性たちは，妊娠，出産，に対して肯定的な情報をほとんど持っていないことが多いから，なんとか，女性のからだについての肯定的なイメージを伝えたい。

3. 出産はどのような経験であり得るか

　たとえば，「出産」について。先述した日本の開業助産所には，「お産のノート」なるものがよく置いてある。出産したあとの女性たちが文章を残しているのである。数知れずそのお産の手記を読んできた。多くの文章は生き生きと踊っている。現代の，出産を経験している20代から40代にかけての女性たちが，長い文章で自分の経験を表すことがそんなに得意ではないことはよく承知しているが，このお産の手記を読むと，驚くようなすばらしい文章に出合う。幾度も様々なところ

で引用させてもらってきたが，ここでもあらためて，それらの言葉を具体的に引いてみる。

　　よいお産とは，自然の声に耳を傾けられるか，からだの叫びが聞こえるか，自分を取り巻く宇宙の気を感じられるか，人々の思いを感じられるか，ということではないかなと思います。そしてそれを感じて，女性に与えられた能力をして，生活の中に生かさなくてはいけないのではないだろうかと考えます。たとえば病気になったからといって，すぐに人を頼らず，この能力を使うべきだと思います。文明によって鈍らされたわれら女性の能力をとりもどさなくては大変なことになってしまうのではないかな，と思います（神戸・毛利助産所のノート）。

女性は出産を通じて，自分のからだの声を聞き，自分の外の世界の気を感じ，自分ではない人の思いを察することができるようになる。それが女性に与えられた能力であり，平凡な日常の中で何か自分を超えた大きなものを感じることは，幻覚でもなんでもない，リアリティを持った経験として語られる。

　　自分の体で産んでいる，ことを感じることができて本当に幸せ。痛いことは痛いけど心が満たされている痛みは天と地ほどの差があるんだなー。そして産後の乾杯も天にものぼる気持ちでした。どなたかが産前よりも産後の心と体のケアのほうが大切かも，といっていましたが，お産も含めて，私も産後のこのような心を感じる場所が必要だ，と本当に思います。日本の女性のみなさん，と立ち上がりたいくらいですね（前掲ノート）。

「日本の女性のみなさん」，「世界のみなさん」，という呼びかけは，実に大げさとも言えるが，出産後のお産の手記にはよくみられる。20代から40代のお産をする年代の女性たちが特に社会的認識が先鋭な人たちであるとも思えないし，こういう呼びかけは，まさに「大げさ」なのであるが，彼女たちは自分のこのすばらしい経験を，日本のすべての人にしてもらいたい，と心から願い，「私が産んだこの子の生きていく世界をよりよいものにしたい」，「こういう経験を一人でも多くの人にしてもらいたい」などという言葉が続き，自分のからだを基点とした社会認識の芽生え，というものにつながりうることがうかがわれる。

出産はつらいものだ，と言われてきたし，実際に経験した人はやっぱりつらかった，と言うことも多い。しかし，それでも，人間のいとなみがここまで続いてきたのは，出産が，子どもが生まれてうれしい，というだけではなく，女性にとって積極的な身体経験だったからではないのか。そしてそれは，一瞬にしてその人を「違う人」，つまりこの場合では，ぼんやりと暮らしていた人に一瞬で社会認識の萌芽をみるようなきっかけを与える可能性さえあるのである。

　　出産は新しい生命の誕生であると同時に，家族の新しい出発点なのですね。三人目を生んでようやくそんなことに気づくなんて……。四人だった家族にただ一人が加わるというのではなく，家族一人ひとりのかかわり方が微妙に変化して，新しい形ができてゆくような……今回は特にそう感じます。それは，長女が"学校に行かない"という形で赤ちゃんを迎える心の準備をした，ということもあったからかもしれません。
　　彼女の二度目の不登校です。赤ん坊のように泣き叫び，わがままを言い，弟を突き飛ばし……。8歳の大きな"赤ちゃん"を妊娠7カ月の身で抱え込んでしまった，という感じでした。添い寝してやったり，お風呂で体を洗ってやったり，ご飯を口に運んでやったりすると，すごく喜んで，ニコニコしていた長女です。私はいつもいつもそんなにやさしくしてやれる母親ではなかったので，彼女はとてもつらかったんじゃないかな……。泣き叫ぶ長女に，何度「言いたいことがあるんなら，泣かずに言葉で言ってごらん！！」って怒鳴ったことでしょう……。
　　赤ちゃんが生まれてから気づいたことですが，親って生まれたばかりの赤ん坊には，「どうして泣いてるのか，言ってごらん！」なんて言いませんよね。母親が自分から心を寄せて，「どうしたの？　そっか，おなかすいたんだねー」，「おしっこでたんだねー」って。ああ，長女もこんなふうに私に接してほしかったのかな，とつくづく後悔した私です（前掲ノート）。

言葉にならない感情を受け止めて，心を寄せる，ということが自然にできるようになる。家族の関係は固定された厳しいものではなく，変わりうるものである。誰かが生まれたり，誰かが死んだり，メンバーが替わることは，家族の変わるきっかけであった，という，思えばあたりまえのことが思い出される。

第3章　女性の身体像と健康　111

わたしのお産

　くり返し襲う，いきみの波。
　膣からのぞき始めた卵膜に触れる。
　わたしは，"生き物"だ。
　いつまで続くのだろう。いつまでも続くのか。
　彼の潤んだ目が見える。
　卵膜が破裂し，羊水が流れ出る。
　少しずつ，少しずつ，ゆっくりと赤ちゃんの頭を感じ出すにつれ，わたしのからだは，ふわーっと軽く持ち上がり，どこか宇宙をひとり，ただよっているようだ。
　頭からつま先までわたしの全身が希望に包まれる。
　「いい顔してはるねえ」遠くで声が聞こえる。
　この感覚はなんだろう。
　ただ希望の光だけがわたしをおおう……。
　そのあとの一週間は，まるで母の子宮に戻っているような，不思議な心地よい時間だった。羊水のにおいとピンクのベールにつつまれ。
　いまでもたまに，ふっと羊水のにおいを思い出す。
　すると不思議に，ホクホクと希望のような，切ないとしいものが心に宿り，わたしを支えてくれる。
　（このお産の記録を）読み終わると，涙が止まらず，何度も繰り返して，毎日のように読んだ。そんなある日，読み終わって，はるか空の向こうの宇宙に思いをはせていると，ふと電話のベルが鳴った。母だった。「うん，うん……そう。もうおなかが動くのがわかるよ……」。15，6年ぶりだった。母に対して，なんのひっかかりもなく，心のそこからすっと声が出てきたのは。素直な自分になれたのは。
　わたしが重く抱えてきたものは，ぜんぜんたいしたことじゃないんだ。もう忘れてしまえる。50歳の母と，27歳のわたしと。今また新しく出会って，お互いにいいものを作っていこう。それって，「楽しいことだよな」。重くて，苦しいものなんて，この宇宙は何一つ必要としていないんだ。一瞬のうちに，わたしの中にあった不安は消え去り，明るく透き通った心持ちだけが残った。
　初産のときに出会った，あの感覚……宇宙の塵となって，希望の光の中を

漂う……あの体験は，これからもわたしを支え，何かの時にはきっと，わたしの心の鏡を澄んだものにしてくれることだろう，と思う。この宇宙のリズムの中に，永遠にあり続けられることに，心から感謝して（京都・あゆみ助産院，お産のノート）。

　ある女性が，初産を経験して，その後の母との経験を文章にしているもので，手を加えていないが，実に見事な文章である。出産を通じて，人間が単独でこの世に存在しているわけではなく，つながりのうちに生かされていることが一瞬にして知覚されている。
　もちろん，これらの女性の経験を特別なもの，と言うこともできるだろうし，そのような経験ができない人もまた，多い。しかし，本来出産とはそのような経験でありうる，人間のからだの経験には大きな希望がビルドインされている，ということを「医学的」アプローチ以外によっても伝えられるところがあるのではないか。
　「健康教育」を通じて伝えられるのは，「知識」のみではなく「知恵」でもありたいし，なにより自分のからだへの信頼，であってほしい。細かいことは忘れてもよいから，このようにからだのことをとらえようとした，という漠然としたイメージが残ってほしい，と考えながら，様々なトピックを扱って授業を行っているのである。

【参考文献】
赤松知美　受容と肯定−病とともに生きる　津田塾大学多文化国際協力コース　国際ウェルネスユニット フィールドワーク報告卒業論文，2011
Wagner, M. Fish can't see water: the need to humanize birth. *International Journal of Gynecology & Obstetrics* 2001; 75 25-37.

コラム　野外教育の木

井上　則子

　野外教育の歴史や理念は米国が先導してきたが，オレゴン大学のプリーストは，野外教育と密接に関わりながらも二分化されて発展してきた環境教育と冒険教育の二つのアプローチの融合体を野外教育と捉え，図のように1本の木に見立てた（Priest, 1986）。
　この木は土壌である視覚，聴覚，嗅覚，味覚，触覚の五感に直感を加えた六つの感覚から養分を吸い上げていく。五感と直感は，レイチェル・カーソン（1996）が唱えた「センス・オブ・ワンダー」，つまり神秘さや不思議さに目を見はる感性と捉えることもできる。そして五感と直感だけではなく，認知，行動，感情の三つの学習領域からも養

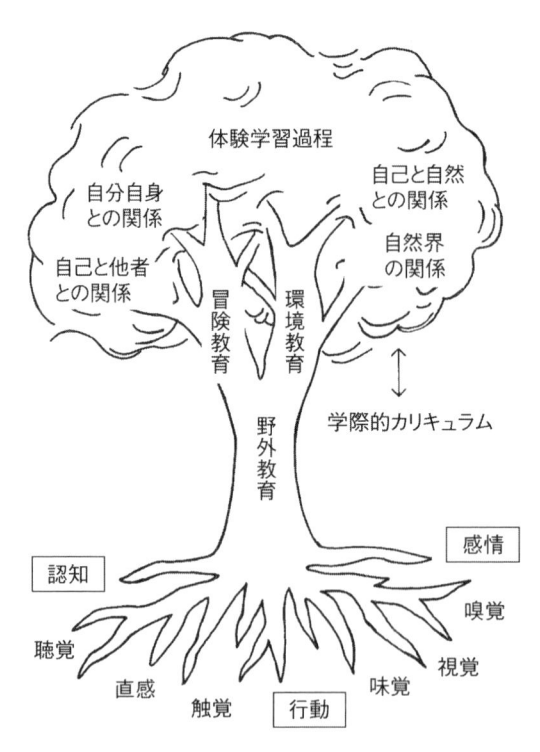

図　野外教育の木（Priest, 1986 より筆者作成）

分を吸い上げ，2本の枝の環境教育あるいは冒険教育を経て，葉を茂らせてゆく。生い茂る葉は体験学習過程であり，具体的には「自分自身との関係」，「自己と他者との関係」，「自己と自然との関係」そして「自然界の関係」の四つの関係性を表している。「自分自身との関係」は自己概念や自尊心等で，「自己と他者との関係」は他者とコミュニケーションをはかり，信頼関係を築く，いわゆる人間関係である。「自己と自然との関係」は人間と自然の関係であり，人間が自然に与える影響，自然に対する態度が育まれる。また「自然界の関係」は，食物連鎖におけるエネルギーの循環や生態系の相互依存性等であるが，プリーストは四つの関係性の構築を野外教育の目標として掲げた。

　この木のモデルに照らし合わせてみると，五感と直感は人間相互の関係を含めた，人間と自然との関係性を構築するための基盤になる。つまり目や耳等の自らの身体を通して体験したことが，様々な関係性を築く礎となる。五感や直感が核となり，自己と自己，自己と他者，あるいは自己と自然を結びつけていくのである。現代はツイッターやフェイスブックを使えば，一歩も外へ出ずに，街の様子，友達の様子が瞬時に分かる時代である。このような時代において，人間は感性を失い，身体性を欠如しつつあるが，野外教育では，五感や直感，そして認知・行動・感情を十分に活用し，社会における多様な関係性を構築していく。この体験学習過程が，「感性の回復」あるいは「身体性の回復」ともいえる。

　津田塾大学の健康余暇科学「ウェルネス研究（野外教育）」では「環境と身体デザイン」というテーマのもと，校内授業と校外実習を通して様々な自然環境に馴染む身体のデザイン法を学んでいる。春に軽井沢で実施する校外実習では，春や初夏の環境に馴染む身体デザイン法として自然観察，呼吸法，ウォーキング，そして森林浴を取り入れている。同様に冬の校外実習では，スキーとスケートの経験を通して，雪上や氷上における効率的な身体の運用方法を習得している。このように緑豊かな自然環境や冬季環境に馴染む身体デザイン法を学ぶことによって，五感や直感等の人間が本来持ち備えている力が研ぎ澄まされていく。人間相互の関係を含めた人間と自然との多様な関係性は，その身体性を持ってこそ構築されるのである。

【参考文献】
Priest S. Redefining outdoor education: A matter of many relationships. *The Journal of Environmental Education*. 1986; 17: 13-15.
レイチェル・カーソン　上遠恵子訳　センス・オブ・ワンダー　東京：新潮社，1996

第3節

医学とスポーツ科学をつなぐエンハンスメント議論の手がかり
ウェルネス研究の立場から

山口　順子

1. 心と身体と社会をつなぐウェルネス研究

　近年，医学とスポーツ科学のつながりに変化が生じている。これまでも両分野は不即不離の関係で密接なつながりを保ってきたが，「病気の治療・健康の回復をミッションとする医学」と「心身の発達・開発を志向するスポーツ科学」との間に新たな関係が始まっている。疾病の治療目的を超えて，人間の能力増強をはかることに生命科学や先端技術を利用するのはいかがなものかという論争が両者を接近させているのである。

　そこで，人の生き方，生活の質（QOL），そして健康な社会の意味づけ，秩序づけなどヘルスプロモーションに関わるウェルネス研究（山口，2004）の立場から，「よりよく生きたい」，「卓越したい」，「自分をより高めたい」，「増強したい」という人間の願望，自分らしさ（アイデンティティ）や幸せの追求に関わる議論へと導くことが，本稿の目的である。なかでも，人間のエンハンスメント論争の代表とみなされる「ドーピング（禁止薬物使用）」が，一部のアスリートだけに留まらない，社会一般の問題に広がっている点に注目して，多くの人々が議論の場に参加する糸口を探っていくことにしたい。

エンハンスメントの範囲

　エンハンスメントは，英語のエンハンス（enhance）の名詞形である。価値，能力，精度などを「高める」ことから，生命倫理学の分野では，「治療目的でな

い医科学技術の行使」とすることが多いが，ここでは，人間の欲望・願望のありようを考えるために，自己開発，スキルの向上・増強・改善など，「治療を超えた心身の改造目的」の技術的介入と捉えている。たとえば，英国のシンクタンクであるDEMOSは，「生命科学や先端技術の活用によって，疾病の治療目的を超えて人間の身体や精神の増強をはかること」をエンハンスメント（Human Enhancement）と定義する（上田，渡部，2008）が，先端技術の類型化やエンハンスメント実現の度合いは個々人で多様である。したがってここでは，数々の技法の構造・機能の相違を分析するのではなく，個々人にとって切実な問題と社会の問題をつないでいき，議論に役立てることを目的とする。

2. 医科学の発展と医療の変化

　先に述べたように，社会の変化にともない，治療や回復をもっぱらとする医学・医療の分野に変化が生じている。そこで最初に，医学観の変化，社会の変化，ライフスタイルの選択，現在の問題について概観しておこう。

(1) 医療の変化　医師と患者の関係
　現代医学は悪いところがあれば取り除くという，近代西欧科学の医学観に沿って取り組まれてきた。しかし近年，患者中心の医療が注目され推進されるようになった。「患者さんの視点に立ち，同じ目線から」，「患者さんと一体になった」，「信頼される医療」，「新たな心身医学」，「高度で良質な医療」，「賢い患者」などの表現からも，「医師と患者関係」の大きな変化がみてとれる。
　自らの癒える力，自己治癒力を引き出す世界の伝統療法や代替療法が見直され，統合医療も進んでいる。病気の治療だけでなく，回復・治癒までを射程にとらえた医療のあり方への転換が起きているのである。
　そこには，日本の医療と健康が危機に瀕している事情もみられる。日本は，「世界一の平均寿命と健康寿命」，「国民皆保険」，「受診の自由」，さらに「相対的に少ない医療費での実現」を可能にしてきたが，今，医療技術の高度化，医療費の上昇，さらに高齢化社会に伴う有病率の高まりに加えて，「医師患者関係の変化と医療技術の発展が医療に対する患者の要求や需要を増大させ続けている（傍点筆者）」（矢野, 2009）。それに加えて，医科学技術による心身の増強を目的とする「エンハンスメント」問題をコントロールする「論理の揺らぎ」が指摘されるように

なった（林，2007）。そこには様々な社会的背景も影響しているのである。

　20世紀後半，免疫力の科学的な実証とともに，人間の自然治癒力，条件づけ，暗示効果など，個々人の治る力に注目が集まるようになった。たとえば1978年のWHO（世界保健機関）によるプライマリ・ヘルス・ケア（PHC）に関する国際会議で採択された，「すべての人々に健康を（Health For All）」を掲げたアルマ・アタ宣言を背景とする，世界の伝統医療の見直しとともに，1986年にはオタワ憲章が採択された。自らの健康をコントロールし，改善できるようにするプロセスが注目されたのである。なお条件づけや暗示は，単にそれらの効果を求めるものではなく，患者本人がそのプロセスを理解し認識した上で治療に応用する，という主体的な取り組みであることも肝要である。

(2) 社会の変化　ライフスタイルの選択

　「かつて私たちはライフ（生活）をもっていたが，ライフスタイルという考え方はもっていなかった。ライフ（生活）は，仕事とあそび，戦いと休戦，興奮と退屈などの様々な出来事に満ちあふれていて，生活はもっぱら家族の誕生，死，病気，健康をめぐる日常の出来事が中心であった」（Fitzgerald, 1994）。しかし今日では，一人ひとりが主体的に，自己責任において様々なライフスタイルを選択するようになった。換言すれば，受動的だったライフスタイルを主体的に選びとるようになったのが，現代社会の特徴である。

　健康増進の国際化も進展している。2009年には，医療・看護・保健学とともにスポーツ科学の研究者・実践者がともに参加する「第1回アジア太平洋ヘルスプロモーション・健康教育学会」が開催された。

　日本ヘルスプロモーション学会では，米国型の生涯健康生活習慣づくり（私的，医学的方法，ライフスタイルづくり＝個人のパワー）とヨーロッパ（WHO）型健康生活の場づくり（公的，社会科学的方法，環境づくり＝坂道をゆるやかにする）を比較提示している。同学会の年次学術大会では，WHOの定義にある「ウェル・ビーイング（Well-being）」とはどういうことか，それは尺度化できる絶対的な概念なのか，年齢，性によってどう違ってくるのか，福祉（welfare）とはどう異なる概念なのか，などの視点から，生活の質（QOL）をめぐる議論に参加する呼びかけがなされている（日本ヘルスプロモーション学会，2005）。

(3) 現在の問題

　ライフスタイルの選択，自己責任の考え方の広がりとともに，サプリメント感覚で薬物を選択・摂取すること，なかでも向精神薬等のオーバードース（医師の過剰投与，患者の過剰摂取）も問題視されている。自らの主体的な選択が，他方で，身体や精神の改造を追求する土壌を生んでいることが，問題になっている。

　社会の変化・ライフスタイルの変容の中で，現代の高度な医療，医科学がもたらす先端技術の介入はどこまで許容されるのか。エンハンスメント論争の場は，遺伝子介入など，2000年代に入ってさらに拡大し，治療とエンハンスメントの線引きの困難さも指摘されているが，不妊治療，代理出産，出生前診断，卵子凍結保存などの話題は，ここではエンハンスメント問題から区別される。

3. 身近なエンハンスメント議論　痩身願望

　私たち人間は，未婚の男女，中高年を問わず，美しくありたい，かっこよく生きたいという願望を誰もが持っている。こうした人間の欲望・願望がつくりだす消費社会の拡大は，米国では第一次世界大戦後，日本では1970年代から出現している。

　治療・予防としての肥満がメタボリックシンドローム（内臓脂肪症候群）の言葉とともに話題になり，痩身が美とされる「痩身幻想」の拡大もある。5年ごとに評価される，政府の「食育推進基本計画」改定案（2011-2015）も発表されているが，基準値をめぐる人々の意識の変化や社会の動向も，生活に深く関わってくる。たとえば「痩身が美」という社会・文化的規範が，最近では子どもたちの間にも広がっている。親や周囲の何気ない「太ったね」，「太っている」という一言で，子どもたちが食を控えるようになったり，母親のダイエット志向を間近でみている影響もあるという。こうした子ども時代の摂取カロリーの低下や食行動のアンバランスが，成人病の引き金になるという専門的知見も報道された（NHK「あさイチ」，2011年1月27日放送）。

　さらに，「スマートなかっこよい妊婦になりたい」と，食事を控え，妊婦と赤ちゃんに必要な栄養素はサプリメントで摂取するという妊婦が少なくない。「からだによくない」と言うだけでは解決できない問題がある。その背景にある，「痩身が美」という市場原理に有利な社会通念にどう対処するのかが，社会の課題となっている。

そこで厚生労働省は，「今後10年間の健康対策となる『国民健康づくり運動』の数値目標に，20代女性でやせすぎている人の減少を盛り込むことを決めた。若い女性のやせすぎは，ホルモンのバランスを崩すなど健康上の問題を起こす可能性もあるため，対策が必要と判断した」と報道されている（朝日新聞，2012年2月16日）。

4. 生命倫理とスポーツ医科学

　「かっこよさの世界標準」，「優れたパフォーマンス」，「幸せの価値基準」，「身体改造の欲望」などの概念は，社会と文化によってつくり出される。それらが生命科学の先端技術と結びついた事例が，血液ドーピングや遺伝子ドーピングである。これをうけて，アスリートの活動を生命倫理の視点から考える研究も始まっている。林（2007）は，アスリートのドーピング行為の背景にある医学とスポーツ科学の関係を，次のように指摘する。

　「血液ドーピング，遺伝子ドーピングなどは，医科学的な手段を用いて実施されるが，これまで生命倫理学の分野でドーピングがテーマ化されることはまれであった。その主な理由は，医学的な観点からすれば，基本的にドーピングは許容不可能である。医療の目的は，病気の治療や健康の回復にあり，ドーピングの実施はこの医療の目的に反しており，生命倫理学の議論になじまない。つまり医療の正当性という判断基準にそぐわなかったからである（ドーピング≠治療）」

　トップアスリートのドーピング問題はすでによく知られ，その検査法も進展している。しかし，薬物問題は使用者を取り締まれば解決するという問題ではない。その証拠として，薬物使用のエンハンスメント目的は，広く社会の問題として深刻化している。

　この間の事情に詳しい英国のスポーツ哲学者パリーによれば，ドーピング使用の原因は必ずしも人間の弱さにあるのではない。それは強さを求める人間的な欲求であり，人間的な選択なのではないか，という声が英国には多い。ゆえに，議論は簡単に収束しないという（2007年第30回日本オリンピック・アカデミーセッションにおけるシンポジウム）。

　ドーピング行為は市場原理と結びついているが，同時に医科学技術を行使する研究者の論理や倫理ともつながっている。優れたパフォーマンスとは何を意味するのか，人間らしさとは何かといった，人間のアイデンティティに関する本質的

な議論が必要なのである。

5. スポーツ科学の議論の場

(1) スポーツとは何か

　一般にスポーツというと，野球やサッカー，バレーボールなど，メディアで報道されるものを思い浮かべるだろう。研究者の間では，オリンピック競技を頂点とするこれらの種目は国際スポーツと呼び，世界の文化圏ごとに継承されている民族スポーツ，伝統スポーツ等と区別することが多い。

　そもそもスポーツの語は，紀元前5世紀にみられたラテン語の deportare が転じた古代フランス語の desporter に由来し，「いま在るところから別なところに心を転がす」ことから「気晴らし，気分転換」を原義とする。チェスや将棋など，盤上のゲームを含むこともあり，祭式・神事を包摂する綱引きや盆踊り，あるいは，瞑想法や養生法など人間の諸活動一般の意味でも使われるのである。英国に始まり世界に広がった貴族の遊びやゲームとしてのスポーツは，19世紀後半，強健なるキリスト教徒（muscular Christian）運動の理念とともに，英国ラグビー校での青少年教育とも関わり，近代スポーツの成立につながった。そこで，勝利や記録を重視する競技スポーツの側面が強調される場合もあれば，共同体のアイデンティティ形成，宗教的な背景に力点が置かれる場合もある。

　加えて今日では，地域社会における「クラブスポーツ」，「健康スポーツ」，楽しみや生き甲斐を見いだす「生涯スポーツ」を唱える立場もある。このように，スポーツという言葉で想起するものは，人によって多様なのである。

　スポーツ・ジャーナリストの二宮清純は，こう述べている。「料理が得意な人はスポーツが終わった時にパーティーで食事を作る。ファッションに興味のある人はユニフォームをデザインする。すべて合わせてクラブなのです。サッカーのワールドカップでは，1990年イタリア大会ではオペラコンサートが，1998年フランス大会ではファッションショーが会期中にあった。体を動かすことだけでなく，人間が生きていてよかったという活動すべてがスポーツだと思う（傍点筆者）」（クラブネッツ・朝日新聞スポーツライフシンポジウム2004）。なおこれは，欧米のクラブから発展したスポーツの姿であり，学校教育を基軸に発展した日本型のスポーツは，クラブスポーツとはまた性格を異にするかもしれない。しかし，2020年のオリンピック・パラリンピック開催を前に，様々な試みが始まっている。

スポーツも文化として地理的，歴史的に変容していくのである．

(2) スポーツの可能性

　エンハンスメント議論は，「スポーツ科学」をどのような学問分野として考えるかによっても理解に幅が生まれる．たとえばスポーツ医科学的アプローチでは，生体・人体レベルの改造・増強の問題と捉える．外科的，内科的，遺伝子的な見方，薬物の性質や使用法の差異，再現性，エビデンス（実証性，科学的根拠）を重視する．具体的には，筋細胞の成長と発達の臨床試験などである．

　これに対して「ウェルネス研究」のアプローチでは，「心と身体と社会をつなぐ」人の生き方の状態（QOL）に注目する．一人ひとりの切実な人生観，価値観，生きがいといった視点からの議論が可能になる．北米では，共同体のつながりを重視する QOC（Quality of Community）というアプローチもある．

　なぜ共同体はオリンピックや国際的なイベントのホスト国・市になることを望むのだろうか．そこには個人の願望と集団の願望，及び経済や観光産業的な影響も考えられる．また身体や精神をコントロールする心理的マネジメント（克己・修練のあり方），効果的により速く，より高く，を志向する「人間増強の政治学」，ジェンダー問題からの「ボディ・イデオロギー」の探究といったことも可能である．

　またスポーツは，競争するだけ，単に楽しむためだけが目的ではない．健康・福祉のため，人とつながるため，教育・人材養成のためなど，国やコミュニティにおける集団の結束，政治利用に結びつく文化装置としても機能する．

　国連では2005年を「スポーツと体育の国際年」と設定し，貧困からの脱却，途上国の住民の意識変容，生活様式の改善など「8項目のミレニアム開発目標（MDGs）」が掲げられた．スポーツ国連事務総長特別顧問アドルフ・オギ事務次長は，次のように述べている．「スポーツの真価は，相手を尊敬すること，ルールと審判の判定に従うことなどの原則の受け入れを通じ，人間の尊厳や仲間意識，連帯感を促進する力にあります．……スポーツは最高の学校です．生きていく上で必要な技能を教え，善良な市民の育成を助けることができるからです」（オギ，2004）．しかし，10年目の2014年の段階でMDGsはまだ達成されておらず，次段階の目標を掲げる動きも始まっているが，最近ではアフリカのジンバブエで，エイズ予防にスポーツの力が活かされている．野球の練習後に，信頼できるコーチが話す正しい知識は説得力が高く，感染の早期発見も可能になる．また，エイズウイルス（HIV）陽性者を集めた女性サッカーチームも活動中で，感染者を一

人にしない地域の体制づくりのきっかけを作っている。前向きになり，自尊心を育むことになるという（朝日新聞，2014年1月7日）。

6．バイオテクノロジーと幸福の追求　米国の調査報告書

　エンハンスメント議論の背景には，米国による調査報告書の影響もみられる。その一部を紹介しておきたい。
　2003年，アメリカ合衆国大統領諮問機関の大統領生命倫理評議会による報告書，"Beyond Therapy"（邦題『治療を超えて』）が刊行された。そこでは，「バイオテクノロジー」が「幸福の追求」と出合うとき，どのような緊急の課題があるのかが明らかにされている。報告書の冒頭で，評議会の議長を務めたカスは，次のように述べる。

　　　「幸福の追求」は，アメリカ合衆国の創設者たちによって建国と同時に掲げられ，保障されてきたが，それがバイオテクノロジーの時代に至って新たな意味を帯びてきた。近い将来，欲望を満足させるため，巨大な力を得る可能性が高いのである。身体の弱さ，年齢による衰え，感情の変動，さらに，遺伝的影響による先天的不公平といった障害の多くがバイオテクノロジー（医科学技術）によって縮小され，取り除かれて，ジェファーソンが語った「幸福の追求」が，今までよりも簡単に手に入るようになるかもしれないのである（カス，2005。一部省略）。

　同報告書では，より望ましい子ども（出生前診断と選別排除，男女の産み分け），最善な生き方と正しい行為，子どもの行動修正と向精神薬，不老の身体，幸せな魂，治療を超えて（全般的な省察），体重の減少，脂肪やシワ取り手術など「かっこよくありたい」願望などについて言及されている。
　また同書では「優れたパフォーマンス」と題して，アスリートの事例も取りあげられる。

　　　……優れたパフォーマンスを追求するにあたって，人間は長い間，よりよい道具や装備，訓練や練習，あるいは栄養や運動のもたらす効果に期待してきた。……しかし，今日では，生来の能力という点でも，身体や精神を向上

第3章　女性の身体像と健康　123

させるために，薬物や遺伝子操作，機械的な装置の埋め込みを含む外科的処置等の新しいテクノロジーから力を借りることができ，この傾向は将来さらに進むと考えられる。それでは，そのようなバイオテクノロジーを利用して優れたパフォーマンスを手にすることについて，どう考えるべきであろうか（カス，前掲書）。

　世界にはもっと深刻な問題があふれ，生命倫理の領域では生と死に関わる多くのジレンマが切実に討論されている。なのになぜ，スポーツを取りあげるのかと自問自答しながら，「……向上心や努力，活動，達成，卓越といったスポーツにとって本質的なものが，よい人間生活の多くの側面においても同じように本質的なものである」，そして「人間の卓越性を鼓舞する」ことに関心を向けるなら，スポーツの世界は非常によい事例研究の場となることを，指摘する（カス，前掲書）。
　そして，「一概に優れたパフォーマンスといってもあまりにも種類が多いので，人間の卓越性がよく認められる活動領域で，また不正なエンハンスメント行為に対する懸念にもなじみのあるスポーツが取りあげられた」，「スポーツにおける卓越性が説得力を持つのは，それがオープンで，本物で，目に見えるものであり，互いに結びつきのない何千もの人々が称賛を共有して一つになることもできる。おそらく人間的な卓越性が，これ以上に分かりやすく披露され称えられる活動は他にないだろう」と続ける。
　さらには現在のスポーツに対する一般的な考え方が，人間の卓越性を損なうものになってしまっている可能性も危惧している（カス，前掲書）。
　同書最終章では，個々のケース・スタディから離れ，人類共通の道筋を描写する哲学的な探究に入っていく。エンハンスメント問題の方法論の曖昧さを厳格に規定するのでも，「治療」「増強」「エンハンスメント」を厳密に線引きするのでもない。個々人の内面的な態度に向かうことこそが，エンハンスメント問題が私たちの生活全般にもたらす意味と影響を理解する助けとなること，社会が議論に参加することの必要性を示唆して，報告書のまとめとされている。

7. 社会一般に広がるドーピング問題

　日本では，2000年代に生命倫理学の立場からドーピング問題への指摘がみられるようになり，スポーツ哲学の倫理の領域において議論も始まった。しかし，

その多くは,「薬物を使ってでもスポーツ競技の頂点に立ちたいという勝利至上主義,身体にメスを入れてでも視覚メディアに注目されたいという痩身美迎合主義,遺伝子技術に依存してでも知能や運動能力の高い子どもを得たいという優生学主義」(種村,2009)などとエンハンスメント流行の背景を指摘するに留まっていた。その中でもアスリートのドーピング行為をめぐる議論が多かった。しかし今日,ドーピング行為はトップアスリートの問題だけではないことが指摘され,薬物使用の深刻さに対する社会の認識が高まってきた。日本において社会一般への広がりは欧米ほど深刻でないかもしれないが,薬物に対する指導を徹底するようにという文部科学省からの指示を受け,全学生に向けての大麻や覚醒剤への指導も始まっている(嶋根,2010)。

欧米で若年層に広がる筋肉増強剤や成長ホルモン使用に関する調査報告の一端を,次に紹介する。

(1) 北米の状況

アメリカ合衆国の国立薬物乱用研究所の調査によれば,筋肉増強剤の一種,アナボリック・ステロイド(オリンピックでは1976年から禁止薬物に指定)や身長を伸ばすための成長ホルモンの使用例が,およそ100万人の若者・社会人に広がっていると報告されている。

ステロイドを使用する男性2000人以上を対象とした調査では,薬物の使用者は「平均収入以上を稼ぐ有学歴者,年齢30歳」,つまり高学歴のホワイトカラーに多いと報告されている。「ステロイド使用の主な理由は,運動能力の向上ではなく,筋肉量や筋力,肉体的な魅力に対する欲求」を満たし,「自信の増大,脂肪の減少,気分の向上,異性に対する魅力」度を高めることである。つまり,スポーツ目的でなく,筋肉量だけ増やしたいと考える人のケースが多いというのである。こうした報告では,ドーピング問題を,従来のアスリート中心の枠組みで捉えることに疑問を投げかけている(WIRED,2007年10月11日ウェブ記事)。

オリンピックのIOC規定における禁止薬物であっても,インターネットの通信販売で入手することは可能である。一握りのアスリートよりも,理想とされるボディ・イメージを求める一般層がマーケティングのターゲットになっていることが,複数の研究者から指摘されている。

(2) 英国の状況

　パリーは，スポーツ倫理・哲学研究の立場から，アスリートが薬物を使用する目的を題材に，若者との白熱した議論を紹介している（Parry, 2006）。その目的として1）競技能力の向上，2）けがの回復を早める，3）他の筋肉増強薬の隠蔽，4）体重コントロール，5）まわりのアスリートからの影響，などを挙げている。そして若者に対して，「なぜ薬物がいけないのか」を禁止する理由づけがきわめて困難であると述べている。議論は次のように進んでいく。

　競技力向上はどのアスリートも望むことであり，身体の回復にかかる時間を早めたいと考えるのも当然である。すると，薬物使用も理解できる，ということになる。では，薬物使用がなぜいけないのかと考えると，ドーピングは健康によくない，人体に有害だから，という理由が挙げられる。しかしその説明では納得されない。それではアルコールは，喫煙はどうなのか。英国では年間十数万人が喫煙で死亡している。自動車事故で亡くなる人も多い。世界ではやむことのない戦争で多くの人が命を落としているが，どんなに多くの人が亡くなっても注意を払われることがない，と議論が広がっていく。結局のところ，薬物使用がなぜいけないのかという答えに，社会的害悪をもたらすから，という説明では十分ではないのである。

　ドーピングを認めればよい。勝ちたい，強くなりたいと願うのは，人間的な欲求ではないかという声も出てくる。健康に対する害の低い薬物が開発されている，という指摘も出てくる。結局，禁止の理由は規則で決まっているからであり，アスリートは規制できても一般の使用を禁止することはできないのである。

　薬物検査には，莫大な時間と労力と資金が使われる。陽性反応が出たとしても，風邪薬や食品の成分かもしれない。それなら，いっそフリーにしたらどうか。いっさいのドーピングを禁止する試合と，ドーピングを認める試合を設けてはどうかといった論争もみられる。

　こうした議論が続く一方，スポーツジムやフィットネスクラブで薬物の使用が広がっている。ファッション・ビジネスでは巨大な資金が動く。企業はアスリートよりも，市民を対象とする方が利益を見込めるのである。

　パリーは結論として，ただ禁止するのではなく，薬を使うのは社会的違反行為であること，ドーピングをしてよい記録を出しても，それは自らのパフォーマンスとは言えないこと，卓越したパフォーマンスの意味をしっかり教育することが必要である，と説く。「スポーツが何であるかではなく，スポーツがどうあるべ

きかを問うてルールを定めていくこと」を提唱し，選手個人に対する教育だけでなく，トレーナー，親兄弟，友人，支援者，サポーターなど，周囲に対しての指導も重要である，とまとめられている．

(3) アスリートの声，学生の声

世界的な自転車レース，ツール・ド・フランスの2007, 2009年覇者であるコンタドールは，2010年大会中の検査で心肺機能向上や筋肉増強剤作用があるクレンブテロールの陽性反応が検出され，1年間の暫定資格停止の処分を受けたが，本人は食品に含まれていた成分だと主張している（パリ時事，2011）．また，最近のツール・ド・フランスにおいて，ドーピングで陽性反応を示した選手が「ドーピングを認めてほしい」と叫んでいる報道を目にしたが，日本ではみられない光景である．

日本の学生や若いアスリートたちからは，次のような声を聞く．「ドーピングが倫理的にいけない理由は理解しているが，やる人の気持ちも分かるが，良い悪いと言うだけでは禁止できない．止められないことだと思う」，「アスリートが持つ社会への影響力をもっと自覚していくべき．ドーピングをアスリート個人の問題に追いやってはいけない．一般人への健康問題にもつながっていることだから」．「薬物は本人の力ではない．スポーツは，本来の能力と本人の努力で競うからこそ面白いのだと思う．スポーツ選手に憧れや尊敬を抱く人は多いが，薬を使って高いパフォーマンスをしたところで，尊敬の対象となりえるだろうか．アスリートが薬を使うことは，青少年にとっても悪影響を及ぼすことは必至だと思う」，「ドーピングは健康への悪影響を理由に否定されることが多い．しかし健康問題を克服できる薬が開発されたら，ドーピングを規制できるのか．倫理観からもドーピングは否定されるが，お金があるか否かでドーピングをできる人とできない人がいることについてはどう考えればよいのか」という声も出てくる．

こうした声に応えるには，薬物使用はルール違反だからとして禁じるだけでなく，倫理的，哲学的な問いかけが必要である．個々人の内面に入り込んで，繰り返し考え続けることが欠かせない．

先に挙げた"Beyond Therapy"（『治療を超えて』）では，「パフォーマンス向上のための『不正な』方策とみなされるものがあるとすれば，誰に，あるいは何に対して不正がなされているのか．競争相手か，ファンか，自分自身か，あるいは活動自体の尊厳か．われわれが答えなければならない問題はこうした類の

問題なのである」（カス，前掲書）と指摘されている。スポーツの意味を教育し，繰り返し議論を続けていくことによってしか，問題解決の糸口はみつからないのである。

8. 今後の課題

　最後に，スポーツ思想研究の立場からの指摘をみておきたい。木村は，ベッテとシマンク著『ドーピングの社会学』（2001）を紹介するにあたり，次のように指摘している。

> 　……より効き目のある薬が入手できる選手，さらには，未来小説のようであるが，より才能のある遺伝子を組み合わせてもらえる選手。競技スポーツの舞台がこういった選手たちの独壇場となれば，《機会は平等》《努力すれば報われる》などの理念は実に空虚なものとなるだろう。近代競技スポーツを根底から支えてきた理念が，まさに近代競技スポーツそのものの進歩発展によって突き崩されようとしている。これ以上進めば自分自身を支えてきた基盤に亀裂がいく，が，進まなければ生きていけない，そういうにっちもさっちもいかなくなった臨界状態に達し，宙づり状態になっているのが，今日の近代競技スポーツの姿ではないだろうか。

　欧米と比較して，日本でのドーピング行為，なかでも一般層への広まりは相対的に低い。しかし「かっこよくなりたい」願望や，快楽を得るために何かを求める人間的な欲望について，倫理的・道徳的な視点からの議論は日本においても避けられない。その規範（判断基準）を求めるヒントは，自らの社会・文化の中で自ら考えていくことであり，そうした議論の場を用意していくことが，何より重要なのである。

【参考文献】

ベッテ KH, シマンク U　木村真知子訳　ドーピングの社会学－近代競技スポーツの臨界点　東京：不昧堂出版，2001

Cohen J, Collins R, Darkes J, Gwartney D. A league of their own: demographics, motivations and patterns of use of 1,955 male adult non-medical anabolic steroid users in the United States. *Journal of the International Society of Sports Nutrition*. 2007; 4:12.

Fitzgerald FT. The Tyranny of Health, *New England Journal of Medicine*, 1994; 331: 196-198.

林芳紀　エンハンスメント問題の一環としてのドーピング問題−生命倫理学とスポーツ哲学の接点　体育哲学定例研究会　東京：順天堂大学, 2007

カス LR　倉持武監訳　治療を超えて−バイオテクノロジーと幸福の追求　大統領生命倫理評議会報告書　東京：青木書店, 2005

カス LR　堤理華訳　生命操作は人を幸せにするのか−蝕まれる人間の未来　東京：日本教文社, 2005

日本ヘルスプロモーション学会, 2005 http://www.jshp.net/HP_kaisetu/kaisetu_head.html （2015年2月12日にアクセス）

オギ A　スポーツは単なる楽しみや競い合いでなく……　国際連合広報センター 2004　http://www.unic.or.jp/news_press/features_backgrounders/990/（2015年2月12日にアクセス）

Parry J. The idea of the record. *Sport in History*. 2006; 26: 197-214.

嶋根卓也　若年層における薬物乱用・依存の現状とその予防について　津田塾大学健康余暇科学・ウェルネス・センター編　からだが語ることば−アスリートと社会の課題　東京：津田塾大学, 2010：5-18

種村完司　「人間的自然」とエンハンスメント　総合人間学会編　総合人間学3　科学技術を人間学から問う　東京：学文社, 2009

上田昌文，渡部麻衣子編　エンハンスメント論争−身体・精神の増強と先端科学技術　東京：社会評論社, 2008

山口順子　Health and Wellness　津田塾大学ウェルネス・センターだより 2004

矢野栄二　ヘルシー・ホスピタル：患者，医療者，社会が作る安心と信頼の輪　第7回帝京・ハーバードシンポジウム抄録, 2009：16-17

矢野栄二　国際協力キャリアフェア2010における帝京大学ポスターセッション　2010

コラム 世界のスポーツ
ドイツの場合

マーヤ・ソリドーワル

　ドイツでのスポーツの基盤となったのは、ドイツの運動文化として生まれたツルネン（Turnen）である。ツルネンはドイツの体育指導者のフリードリッヒ・ルートヴィッヒ・ヤーン（Jahn, F. L. 1778-1852）により確立され、ナポレオン戦争（1792-1815）の影響を受けて、ナポレオンに対する抵抗運動として始まったドイツの民族スポーツである。ツルネンはドイツの青年を肉体的に鍛錬し、愛国心を養うことを目的とした器械体操と集団体操を中心としたが、水泳、フェンシング、遊戯とハイキング等も含めた多様な運動活動であった。ツルネンの器械体操にヤーンが新しく導入した平行棒、鉄棒と鞍馬等の器具も使用された。このツルネンの用具は今日の器械体操にも使われているので、ヤーンのツルネンは現代の器械体操のルーツになったと言える。

　ヤーンは1810年にツルネンの活動を始めたが、ヤーンがベルリンの郊外に体操場を設立した1811年が、ツルネンの誕生と言われる。この体操場を出発点とし、各地においてツルネンの愛好者が集まり、各地に開かれた体操場においてツルネンの活動が盛んに行われるようになった。1848～1849年のドイツ革命の頃にツルネンのクラブとしての組織化が始まり、1868年に各地のクラブがドイツツルナ連合（Deutsche Turnerschaft）として統一されることになる（Krueger, 2010）。

　ツルネンは19世紀までドイツの運動活動の主流であったが、19世紀後半からはイギリスからの近代スポーツも導入され、テニス、サッカー等の種目の普及が始まった。スポーツクラブが次々と設立され、各種目の競技団体もそれぞれに結成された。初期のスポーツ団体の中に1861年結成のドイツ射撃連盟、1886年結成のドイツ水泳連盟、1900年結成のドイツサッカー連盟と、1902年結成のドイツテニス連盟がある（Gieseler, 1992）。1917年に各種目の競技団体を一つの組織として統一したドイツ帝国体育委員会が結成され、1920年にはドイツ初の体育大学も創設された。

　1920年代になると、スポーツはラジオ放送と映画の登場の影響も受けて大衆化され、スポーツ観戦が始まり、女子の運動活動も社会的に位置づけられる。また、スポーツの大衆化の中に、オリエンタリズムとレホルム運動の影響を受けた運動文化の新しい傾向が現れる。オリエンタリズムの影響を受けてドイツで普及した運動文化の代表的な例は、柔術である。

ドイツでの日本の柔術の普及が始まったのは，日本の軍事力が欧米の強国に初めて認められるようになった日露戦争（1904-1905）後のことである．日露戦争後に日本の運動文化が欧米に注目され，柔術への関心も高まったのである．続いて日本人の柔術家は欧米諸国で柔術を紹介し，レスラーやボクサー等を対戦相手とした異種格闘技の試合において，柔術の実用性を示した．ドイツにおいても日本人の柔術家の普及活動があったが，柔術の普及にもっとも重要な影響を与えたのは，エリッヒ・ラーン（Rahn, E. 1885-1973）である．ラーンは1906年，ベルリンにドイツ最初の柔術クラブを開き，公開の指導を始め，日本文化から切り離して護身術に単純化したドイツ柔術の基盤を作る．ラーンの柔術は1910年代から各地の警察と軍隊の訓練に採用され，一般人の護身術としても盛んに行われ，女子護身術としても普及した．また，1920年代に柔術の競技ルールも制定され，競技スポーツとしての展開が始まり，1926年に第1回ドイツ全国柔術選手権大会が開催された．

　また，東洋の運動文化とは別に，当時の運動活動を革新した様々な動きがあった．その代表的な例の一つはドイツのモダン・ダンスの展開である．ドイツの現代舞踊は1920年代，バレエに対して自然な動きに戻り，自分の感情を表現するという動きから生まれ，新しい舞踊（Neuer Tanz）として知られるようになった．第二次世界大戦前のドイツの現代舞踊の主な代表者は，マリー・ヴィグマン（Wigman, M. 1886-1973）とグレート・パルッカ（Palucca, G. 1902-1993）である．

　以上のように，1920年代までにドイツの運動文化の基盤が形成された．今日のドイツにおいてもスポーツが盛んに行われ，民間のスポーツクラブは様々な運動活動の中心となっている．ドイツの人口約8220万人（The Economist, 2013）の中で，約2400万人はスポーツクラブに所属しており，ドイツオリンピックスポーツ協会に加盟している競技団体において，合わせて約9万のスポーツクラブが登録されている．競技団体に分けて見ると，登録人口約682万人のドイツサッカー連盟はもっとも登録人口が多い団体である．また，サッカーに続いて，登録人口の2番目はヤーンのツルネンに始まったツルネンであり，ドイツツルネン連合の登録人口は約500万人に達する（Deutscher Olympischer Sportbund, 2013）．

　また，今日も様々な文化的な背景を持つ運動文化とニュースポーツが盛んに行われ，その中では日本の武道も人気である．

【参考文献】

Deutscher Olympischer Sportbund. Bestandserhebung 2013. Frankfurt am Main: Deutscher Olympischer Sportbund, 2013.

Gieseler K. Sport in der Bundesrepublik Deutschland. *Deutscher Sportbund*, 1992: 2-3.

The Economist. Pocket World in Figures 2014. London: Profile Books Ltd. , 2013.

Krueger M. Aufklaerung/19. Jahrhundert, Philanthrophische Gymnastik und deutsches Turnen, Krueger M, Langenfeld H. *Handbuch Sportgeschichte*. Schorndorf: Hofmann, 2010.

第4章
心と健康

行動の背景を考える

　身体は極めて正直である。特に器質的に異常がなくても、赤面したり、便秘になったり、食べ物が喉を通らなくなったり、逆にやみくもに喉に詰め込んだり、時には頭ではおかしいと思いながらもやたらに手を洗い続けたり、登校しようと思いながら朝になると頭痛・吐き気などが襲ってきて登校できなくなったり、お金がないわけではないのに気づいたら店の棚からチョコレートをポケットに突っこんでいたり、「分かっちゃいるけどやめられない」ことは珍しいことではない。

　なぜそういった態度をとるのか、なぜそういった行動をするのか。この問いに対する興味・関心は大昔からあったと言われている。それは、紀元前ギリシャの書物にもみられる。骨相学・相貌学・筆跡学等である。

　我々の心は、「大海に浮かぶ氷山」によくたとえられる。海面に現れている氷は全体のごくわずかだが、水面下にはその何十倍、何百倍もの巨大な氷の塊が横たわっている。その水面下の巨大な氷の塊の存在に光を当てたのが、フロイト (Freud, S. 1856-1939) である。彼は「無意識」を発見した。無意識の存在を知ったことで、心理学は学問としての確かな立ち位置を獲得し、人間理解が急速に進んだ。

　演出家・竹内敏晴のいう「絶望に抗い、反乱したからだ」、すなわち「症状」を「内的な調和」に導くためには、表面に表れる態度・行動にのみ注目してそれらをコントロールしようとするのではなく、その根底に潜む「意味」を正しく理解することが、不可欠である。「反乱したからだ」は身体化を、内閉化を、強迫化を、行動化を、そして時には、精神的病理としての統合失調症や双極性障害・うつ病等を発症させ、時には自らの身体を破壊する自殺行為に至らしめることもある。

　本章では、「健康」とは何か、「病」をどのように考えたらよいかを考えていく。アニメーション映画『風の谷のナウシカ』を題材にしながら、岸本寛史先生に解説していただき、各論に入る。

（山崖　俊子）

第1節

病と意味

岸本　寛史

1. 健康と病

　健康と病の関係は複雑である。健康は病の欠如態と同じではないし，一病息災という言葉が示すように，病ゆえに健康を保てるということもある。病を得て初めて健康を意識できることも少なくない。本稿では病という切り口から健康について論じるが，病も健康もあまりに大きなテーマなので，一つの作品に拠りながら論を進めていきたい。その作品とは1984年に公開された映画，宮崎駿監督『風の谷のナウシカ』（以後『ナウシカ』と略す）である。『ナウシカ』は私にとっては医師としての根本にある，非常に大切なモデルの一つである。特に，筆者自身が携わっているがん医療を考える上で『ナウシカ』は極めて示唆に富んでいる。『ナウシカ』を導きの糸にして，病の意味とそれに至るプロセスについて考えてみたい。

2. 『風の谷のナウシカ』のストーリー

(1) トルメキア，ペジテ，風の谷
　『ナウシカ』は，腐海と呼ばれる瘴気のたち込める死の森によって廃墟となった村の場面から始まる。巨大産業文明が崩壊して千年，錆とセラミック片に覆われた大地に腐海と呼ばれる有毒の瘴気を発する菌類の森が広がり，衰退した人類の生存を脅かしつつあった。そんな時，かつて七日間で旧世界を焼き尽くしたと伝えられる巨神兵という怪物が，ペジテという国の地下で発見される。

　『ナウシカ』には，トルメキア，ペジテ，風の谷の三つの国が出てくる。トルメキアは軍事国家で，巨神兵を用いて世界征服を企んでいる。ペジテは，人間の世界を取り戻すために，いわば平和のために，やはり巨神兵を使って腐海を焼こ

うとしている。トルメキアとペジテは，目的はどうあれ，巨神兵を使って腐海を焼こうとしている点は同じと言える。これらの大国に対して，小国の風の谷は，腐海に手を出してはならぬという昔からの言い伝えに従って，その毒に侵されて死んでいくことを甘んじて受け入れている。このような状況の中，風の谷の王女ナウシカにとっての問題は，腐海を焼くか腐海に呑まれるか，ではなく，腐海の生まれた理由を知ることにあった。

　トルメキア，ペジテと風の谷の腐海に対するアプローチは，がんに取り組む基本的なスタンスの違いをよく表している。手術・抗がん剤・放射線など，ありとあらゆる手段を用いて病気を取り除こうとするのは，巨神兵を用いて腐海を焼こうとするトルメキア，ペジテの姿勢と，病気を受け入れて従容として死を迎えようとするのは腐海に呑まれることをよしとする風の谷の姿勢と重なる。しかし，ナウシカにとって，問題は他のところにあったのだ。

(2) 科学的分析的思考

　巨神兵騒ぎで人々が右往左往している時に，ナウシカは腐海の底で遊んでいてオーム（王蟲）の抜け殻を発見する。オームは腐海に生きる蟲であり，腐海という森を守っている主である。オームの抜け殻は，風車の材料になるので，抜け殻を発見しただけでも大きな発見である。しかしそれは当然ながら，オームそのものではない。私はこの場面を見ると，現代医学は病の抜け殻を追い求めているような気がしてならない。検査技術がどれほど発展して，がんの病巣を細部に至るまで捉えることが可能となったとしても，それだけでは病の本体，オームそのものに出会えないのではないか，と思うからである。

　とはいえ，科学的な態度は不可欠である。ナウシカ自身，実は腐海の植物をお城の地下で育てることに成功し，きれいな水と土では腐海の木々も毒を出さない，汚れているのは土であるということを知ることとなった。この知見があればこそ，後に腐海の生まれた理由を悟ることが可能となったのだから（それは，同じく腐海の生まれた理由を求めてさすらう放浪の戦士ユパに欠けていたものでもある），科学的分析的な思考は疎かにできない。

(3) 蟲封じの銃・蟲笛

　腐海の底で遊んでいたナウシカは，蟲に追われている旅人(ユパ)に気づき，メーヴェ（飛行装置）で駆けつける。この時初めてナウシカは，抜け殻の主のオーム

に出会う。怒りで我を忘れ，目を真っ赤にしたオームを，ナウシカは蟲封じの銃で気絶させる。そして，蟲笛を使って，その目を覚まし，青い目に戻ったオームを森（腐海）に連れ戻す。

　ナウシカはユパと共に風の谷に戻るが，その夜，ペジテで強奪した巨神兵を本国へと輸送しているトルメキアの船が風の谷に不時着する。腐海に降りて蟲を殺したために蟲の逆襲にあって風の谷に墜落したのだ。腐海の生物が人間の生活領域にその胞子を持ち込むと，そこは腐海と化して人は住めなくなるので，死活問題である。風の谷の人々は飛散した胞子の焼却に走り回る。そんな中，瀕死のウシアブ（腐海の生物）が仲間を呼び始めたが，ここでもナウシカは蟲笛を使ってウシアブを森に帰すことに成功する。この途上，人間の世界と腐海の境目辺りで，ナウシカは青い目のオームと出会う。ナウシカとオームの２回目の出会いである。この頃のナウシカは，蟲封じの銃や蟲笛を巧みに用いて問題を解決している。道具を用いて相手を制御するという対象制御の姿勢がそこに見られる。

(4) トルメキアによる襲撃

　風の谷に墜落した巨神兵を復活させるため，トルメキア軍は大挙して風の谷に押し寄せ，襲撃する。その際，風の谷の王ジル（ナウシカの父）が殺されてしまう。ナウシカは父を殺された怒りから，襲いかかってくるトルメキア兵を次々と殺していく。さらに剣を奪ってトルメキア兵に飛びかかった瞬間，ユパが間に入り，ナウシカの剣を自らの腕で受けとめて，ナウシカを我に返らせる。ここは非常に大切な場面である。というのも，この瞬間にナウシカは，初めて，自分の中に人を殺してしまうほどの攻撃性，凶暴性があることを自覚することになったからである。いわば，暴走するオームを自分の中にも見たのだ。冒頭の場面で，ナウシカは，暴走するオームを蟲封じの銃で鎮めたが，ここでは，ユパが，暴走するナウシカを，その剣を自らの腕で受けとめて鎮めるのだ。この体験は，後にナウシカが腐海の生まれた秘密に至る扉を開けるものではないかと思う。医療場面に置き換えれば，医者として患者を治療するとしても，自分の中に攻撃性とか衝動性があることを自覚しない限り，治療は蟲封じの銃のレベルにとどまり，病の意味には至れない，ということになろうか。

　ともあれ，軍事力の差はいかんともしがたく，風の谷は生き残るため，巨神兵復活の事業に協力するという道を選ぶことになる。ナウシカは，トルメキアの捕虜となり，ペジテに集結しているトルメキア軍本隊に合流すべく，司令官クシャ

ナと共にペジテへ向かう。ところがその途上で逆にペジテの戦闘機に襲われ，ナウシカはクシャナと共に腐海の底に落ちてしまう。ここでナウシカらは再びオームと出会う（オームとナウシカの３度目の出会い）が，鎧で身を固めながら脅えるクシャナとは対照的に，ナウシカはその身をオームに差し出し，オームの触手に包まれる。自らの存在を懸け，身を委ねるという姿勢がなければ，病の本体を体験することはできない，とも言える。

(5) 腐海の底へ

　オームの触手に包まれたナウシカは，オームと融合して，自分の心の深部を垣間みたが，それは同時に，オームの心を覗く体験でもあった。先の対象制御的な姿勢と比べると，ここでの体験は対象融合的である。ここでナウシカには幼少時の記憶が蘇り，ナウシカ自身の心の深みも見つめている。心理療法のプロセスも同じで，治療が深まってくると，相手の心を見ているのか自分の心の深みを見ているのかわからなくなるようなことが生じる。相手のことを客観的に見ているだけでは，そのような深みに辿り着くことはない。

　その後オームは触手をほどき，再び目を真っ赤にして何かを追い始める。ナウシカは，自分たちを襲撃したペジテ兵（アスベル）も腐海に墜落したと察して，すぐにその救出に向かう。アスベルを助けるためにナウシカは腐海の奥へと進み，救出の過程で蟲に打ち付けられてアスベルと共に腐海の底に落ちてしまう。腐海の底は空洞になっていて，さらに意外なことに，そこは瘴気（有毒のガス）のない世界であった。瘴気を発し人類を脅かすと思われていた腐海の奥底に，瘴気のない清浄な空間があるのは驚きだが，さらにナウシカは，間欠的に上から降り注ぐ砂を見て悟る。腐海が大地の毒を取り込んで，きれいな結晶にしてから死んで砂になっていくのだ，と。この地下の空洞はそうしてできたものであり，蟲たちはこの森を守っているのだと。ここで，人類の存在を脅かし文明の存続を危うくしている腐海が，実は一方で人間が作り出した毒を取り込んで，きれいにしているというパラドックスに直面することになる。

(6) 地上へ

　腐海の生まれた理由を悟ったナウシカは，メーヴェを使ってアスベルと共に地上に戻ってくる。そしてペジテへ向かうが，そこで見たのはオームに襲われて廃墟となったペジテの町だった。これは実はペジテの作戦で，ペジテに集結してい

たトルメキア兵を全滅させるために，オームを兵器として使って町を襲わせ，トルメキア軍もろとも，町を廃墟にしたのである。

　オームに襲われた町は腐海となり永久に人は住めなくなるが，巨神兵を復活させてその火で腐海を焼き払えば人間の世界は取り戻せる，とペジテの人たちは言う。ペジテは平和のためだというが，腐海の生まれた理由を悟ったナウシカはそれが解決にならないことを知っている。腐海を焼いても問題は解決しないというナウシカの叫びは，ペジテの人たちには届かない。そして，ナウシカは，今度はペジテの捕虜となる。

　ペジテは，オームにペジテの町を襲わせたように，今度はオームに風の谷を襲わせようとしている。ナウシカは，アスベルの助けを借りてペジテの飛行船を抜け出し，折しもナウシカの救出に急行していたガンシップ（風の谷の戦闘機）と合流して，風の谷に向かう。風の谷が近づくにつれ，ナウシカが目にしたのは，風の谷へと大挙して押し寄せるオームの大群であった。しかし，なぜオームは風の谷に向かって暴走しているのだろう。目を凝らしてあたりを隈なく探ると，オームの大群の先頭に，ペジテの気球を見つける。オームの子をいたぶり，それを囮（おとり）にして，大群を風の谷に誘導していたのである。

(7) オームとの対峙

　虐げられているオームの子の無惨な姿を見てナウシカは一瞬怒りに駆られるが，父を殺された時に衝動に任せて殺しに走ったナウシカとは違い，この時は，何をすべきかを瞬時に悟る。ナウシカは，赤い服は着ていても冷静な青い目をもって，そのオームの子を群れに帰す以外に道はないと判断する。

　そして，オームを誘導するペジテの気球に飛び乗り，その衝撃で気球は酸の海に不時着する。全身傷だらけのオームの子（といっても体はナウシカよりも大きいが）を前に，ナウシカはひたすら謝るが，オームの方は警戒し，すぐ傍の酸の海に入ろうとする。酸の海に入ると体は溶けてしまうので，ナウシカは身を挺してオームの子が酸の海に入るのを防ごうとする。ナウシカの足が酸の海に入った瞬間，足に激痛が走り，ナウシカは倒れ込む。その姿を見て，オームの子はナウシカを許し，心を開く。そして，その触手でナウシカの足の傷を癒やそうとする。ナウシカが身を挺してオームを止めようとするうちに，ナウシカの赤い服はオームの体液で青く染まるのだが，これも後に大きな意味を持ってくる。

　風の谷では，腐海から戻ったクシャナが，巨神兵を用いて，大挙して押し寄せ

るオームの大群を焼き払おうとするが，早すぎた復活のため巨神兵は自壊してしまう。オームの大群には，蟲封じの銃も蟲笛も，巨神兵の火炎放射も役に立たない。

　この絶体絶命の状況で何ができるだろうか。ナウシカはオームを誘導していた気球で自分とオームの子を，オームの大群が向かう先に運ばせ，オームの群れと対峙する。暴走するオームはナウシカを跳ね飛ばしてなおも走り続けるかに見えたが，そこで奇跡が起こる。暴走が止まりオームの赤い目は次々と青くなっていく。大群を前にしたナウシカの姿と，巨神兵を用いて焼き払おうとしているクシャナの姿は非常に対照的で，焼くだけでは解決にならず，そこに全存在を懸けて向き合うことが必要であることを示している。

　投げ出されたナウシカの体は，オームの触手が包んでその傷を癒やす。ナウシカは意識を取り戻し，オームの触手の作った金色の野で遊ぶ。ここで，「その者青き衣をまとって金色の野に降り立つべし。失われし大地との絆を結び，人々を清浄の地に導かん」という風の谷に古くから伝わる伝承が実現することになるのである。そして，蟲たちは森に帰り，風の谷は復興に向けて動き出す。『ナウシカ』のあらすじは以上の通りだが，以下，いくつかの点に絞って論じることにしよう。

3．『風の谷のナウシカ』を読み解く

(1) 腐海を焼くか，腐海に呑まれるか

　まず各国の腐海に対する姿勢から見ておく。既に述べたように，人々の腐海に対する態度は大きく二つに分かれる。腐海を焼こうとするトルメキアとペジテ。これに対して腐海に呑まれるのをよしとする風の谷。印象的なのは，トルメキアの司令官クシャナが谷の人々に次のように説く場面である。「我々は辺境の国々を統合し，この地に王道楽土を築くために来た。そなたたちは腐海のために滅びに瀕している。我らに従え。わが事業に参加せよ。腐海を焼き払い，再びこの地に大地を蘇らすのだ。かつて人間をしてこの大地の主となした奇跡の技と力を我らは復活させた。私に従う者にはもはや森の毒や蟲どもに怯えぬ暮らしを約束しよう」。このクシャナの言葉は一見魅力的で，私にはがんの告知の場面が想起される。「手術すれば治ります」，「抗がん剤を使って少しでもがんを抑えましょう」，「私の言う通りにすればがんは治ります」など，現代医学のみならず，多くの民間療法や代替療法の誘い文句も大同小異。要するに腐海を焼き払えば人間の世界を取り戻せるという発想である。しかし，腐海を焼いても解決にならないことは

後の展開から明らかになる。そしてその認識に辿り着けたのはナウシカだけであった。ただし、ナウシカにも最初からその全貌が見えていたわけではない。ナウシカはある問題を問い続ける中でその認識に至ったのである。

　人々が、腐海を焼くか腐海に呑まれるかを問題にしている最中、ナウシカの関心は、腐海の生まれた理由を知ることに向けられていた。腐海を焼くか、腐海に呑まれるかという二分法的発想にとらわれると、そのような問いそのものが盲点に入ってしまう。ナウシカがどのようにしてその真相へと至ったのかを見ていくがその前になぜナウシカには、この問題が見えたのかについて考えておく。

(2) 天空の目と大地の目

　結論から言えば、それは、ナウシカが二つの視点を同時に持って物事を眺めることができたからではないか、と思う。その二つの視点をここでは仮に「天空の目」と「大地の目」と呼んでおく。天空の目とは、大地とは距離をとって物事を客観的、分析的に見る視点を指す。その特徴は、観察者の影響を除くため、現象から主観を切り離して見ようとするところにある。いわば、空からものを眺めるようなもので、トルメキアもペジテも飛行船を使って空から腐海を眺めていることに象徴的に示されている。ナウシカ自身も、メーヴェを操って、大地を空から眺めたり風を読んだりするなど、客観的、分析的な態度を持っている。その視点は、先述した、お城の地下で腐海の植物を育てるという実験的な精神にも生かされており、この実験を通して得た「腐海の植物もきれいな土と水では瘴気を出さない」という認識は、後に腐海の生まれた理由を悟るための重要な鍵の一つとなる。客観的、分析的に病気を見る目が医療を行う基礎として不可欠であることは、言うまでもない。

　とは言え、空から見るだけでは不十分である。大地に立って、世界の中に入らなければ見えないこともたくさんある。大地から見れば、森も蟲も人間も木も、命という点では同じに見える。そのような視点を「大地の目」とここでは呼んでおく。ペジテは、オームの子を虐げ、囮にして谷を襲わせ、オームが溢れた世界を巨神兵を用いて焼き尽くして、人間の世界を復興することを考えている。これがペジテの考える平和だが、それは「天空の目」しか持たない人が考える平和である。もしペジテの人々が「大地の目」を持ち合わせていれば、決してそのような作戦は採用しなかったであろう。

(3) 導者としてのオーム

　「大地の目」と「天空の目」は問題の真相へと至る必要条件だが，十分ではない。全体の経過を振り返ってみると，複眼視できるナウシカを導いたのは，オームとの出会いだったと思う。オームとナウシカが出会う場面は4度あり，その軌跡を図式的に示すと，図1のようになる。上半分が人間の世界，下半分が腐海である。

　1回目の出会いは，腐海と人間の世界のちょうど境界辺りで，人間を追いかけて暴走する成虫になりたてのオームを蟲封じの銃で気絶させ，蟲笛を用いて我を取り戻させ腐海に帰す場面である。2度目の出会いはウシアブという蟲を森に送り届ける時で，やはり腐海と人間の世界の境界辺りだが，静かに見つめ合う両者の距離は，物理的にも心理的にも遠い。3度目は捕虜となって腐海に落ちた時で，ナウシカはオームに身を委ね，静かな出会いの中で，両者の距離はぐっと縮まる。その後ナウシカは腐海のさらに奥へと進み，オームは腐海から人間の世界に溢れていく。そして最後の4度目の出会いは，暴走するオームの前にナウシカがオームの子と並んで対峙し，群れに跳ね飛ばされる。

　このように，この物語でナウシカはオームと4度出会うが，その出会いは両者の心理的物理的距離と動きという点で，見事に対称的になっていて，その意味合いもそれぞれ異なる。

　まず1度目の出会いの前に，オームの抜け殻を発見する場面がある。先にも述べたように，抜け殻は風車の材料になるなど，それだけでも大きな発見である。

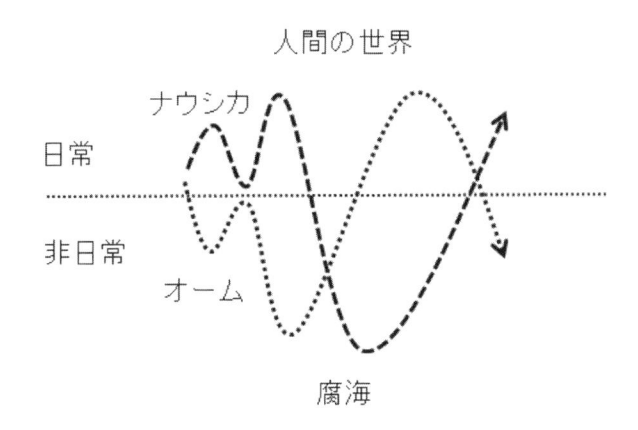

図1　オームとナウシカの出会いの軌跡

とはいえ,「天空の目」では抜け殻を見つけるのがせいぜいだとも言える。この後,抜け殻の主のオームに出会うのだが,それは探し求めて出会えたのではなく,ユパを助けようとして行動するうちに出会えたというところが興味深い。2度目の出会いも3度目の出会いもみなそうで,自我の浅知恵で探し求めたとしても,オームに出会うことはできないのである。

1度目の出会いの時のオームは,抜け殻から出たばかり,成虫になりたてで,銃声にカッとなり暴走してしまう。これはナウシカも同じで,父を殺された時に暴走するナウシカの姿は,1度目の出会いの時に暴走するオームと重なる。さらに,この段階のオームは蟲封じの銃でコントロールされるほど未熟とも言える。両者の出会いは,躍動的だが,心理的距離は遠い。

1度目の躍動的な出会いに比べると,2度目と3度目の出会いは,穏やかな,静的な出会いである。ただ,2度目のナウシカがまだ,道具を用いて相手をコントロールしようという姿勢に留まっているのに対し,3度目の出会いは,腐海の奥底でオームの触手に包まれ,相手をコントロールするというよりは相手に身を任せるという姿勢に変わっている。2度目の出会いでは物理的距離も心理的距離も遠かったが,3度目の出会いでは両者が一体になるほど近づいている。これは医療者に置き換えれば,病の本体を垣間みるような体験といえるのではないかと思う。病をコントロールしようというのは空からの視点に留まる。病の本体を体験する(これは実際に病になることを必ずしも意味しない)ような視点を持たないと,病の真相・深層には辿り着けない。

この3度目の出会いの後,ナウシカは腐海の生まれた理由を悟ることになる。1度目の出会いではオームもナウシカも未熟だと述べたが,見方を変えると,1度目の出会いでは,ナウシカが,蟲封じの銃をどこまで使えるかをオームが試したとも見ることができる。これに対して3度目の出会いでは,ナウシカがオームそのものをきちんと直視できるかを試し,いわば「大地の目」が試されたとも言える。1度目の出会いでは「天空の目」が試され,3度目の出会いでは「大地の目」が試され,これらをクリアして初めて,腐海の生まれた理由を悟る道が開かれた,と見ることができる。蟲封じの銃を使ってコントロールしてうまくいった,とこちらは思っていても,別の観点からすれば,それを試されたとも言えるのであって,これは医師患者関係でも同じだと思う。そして4度目の出会いは,1度目と同様に非常にダイナミックな出会いで,蟲封じの銃は何の役にも立たないというレベルの出会いである。このようにオームに導かれながら,ナウシカは腐海が生

まれた理由を知るに至り，最終的には伝承の実現へと結実することになる。

(4) 出会いと色の曼荼羅構造

　これら4度の出会いを，その距離感（遠い／近い）と動き（動的／静的）という二つの軸から整理してみると，1度目と4度目は動的であるのに対し，2度目と3度目は静的である。1度目と2度目が遠いのに対し，3度目と4度目は近い。その動きと距離は，動・遠→静・遠→静・近→動・近となっていて，動きと距離の2軸からなる座標系の4象限に均等に配置され，円環運動が形成されることがわかる。つまり，ナウシカとオームの出会いは，右肩上がりの直線的な発達というよりは，近くなったり遠くなったり，動いたり静まったりと揺れ動きながらも円環を形成しながらだんだんと深まっていく，そんな関係ではないか。

　次に注目したいのは色である。特に赤と青の使い方は絶妙である。オームには大きく分けて，2度の赤から青への変化が認められる。最初は，ナウシカとオームの1度目の出会いの時で，銃声にカッとなり赤い目（攻撃色）をして暴走していたオームが，ナウシカの蟲封じの銃で落ち着きを取り戻し，平穏な青い目に戻る。2度目の赤から青へは，赤い目をしたオームの大群が，ナウシカを跳ね飛ばした後に青に戻る時に見られるが，最初の変化が個人的なレベルであるのに対し，後の方のそれは集合的なレベルで生じている。一方，ナウシカの方は，父を殺された時に目の色がかっと赤くなり，ユパの仲裁で青い冷静な目を取り戻すという目の色の変化が最初に見られる。2度目の赤から青へは，囮となっていたオームの子を助ける時に，ナウシカの赤い服がオームの体液で青く染まるという変化である。この赤い服はペジテで捕虜になった時に身代わりになってくれた女の子が着ていた服だが，それがオームの体液で青くなるのである。このようにナウシカにも赤から青へという変化が2度生じているが，最初の変化が内面的なレベル（目の色）で生じたのに対し，2度目の変化は外面的なレベル（服の色）で生じている。

　こうして見ると，物語の中で見られる4度の赤から青へという変化は，それぞれ，個人的／集合的，内面的／外面的という四つのレベルを網羅する形で生じており，ここにも対称的な構造が認められる。

　ユング（Jung, C. G. 1875-1961）は，心が危機的な状況に陥った時に，円や正方形などの対称的な構図と明確な中心をもつ絵を描くことで，心の平静を保とうとしたが，それは後に東洋で曼荼羅と呼ばれているイメージに対応するものであることを見いだした。『ナウシカ』において，出会いや色に曼荼羅構造といって

もいいような対称的な構造が見られるという事実は，宮崎監督が作品の制作過程で感じられた現代社会に対する危機感に呼応して，無意識的，自発的に現れた守りの表現ではないかと私は考える。

(5) 言い伝えの実現

　最後に触れておきたいのが，風の谷に伝わる言い伝えが実現する場面である。宮崎監督自身は，「最後のシーンを宗教的シーンにしかまとめることができなかったのでナウシカは60点しかあげられない」と述べているが，「宗教」の語源の一つであるラテン語のreligioは「慎重な配慮」という意味であり，魂への慎重な配慮が凝集しているととらえれば，見事な結末と言える。これは安易な妥協とかハッピーエンドではなく，ナウシカのそれまでの行動が凝集して生み出された場面だと私は思う。その理由を以下に述べたい。

　まず，風の谷に伝わる言い伝えをここでもう一度見ておこう。「その者青き衣をまといて，金色の野に降り立つべし。失われし大地との絆を結び，人々を清浄の地に導かん」。この言い伝えの実現に関して，ここでは二つの点について述べておく。一つは脱直解主義，もう一つは共時性である。

　脱直解主義（deliteralization）とは，文字通りに受け取ってしまう直解主義から解き放たれること。たとえば，言い伝えにある「青き衣」は，オームの子を助ける時にオームの体液で染められて青くなったものである。「その者」が異国の服を着ているのは，ナウシカが捕らえられた時，脱出を手助けするために身代わりとなってくれた女の子と服を交換したからである。その赤い服が，オームの体液で青く染められたのだ。また，「金色の野」はオームの触手が作っていた。文字通りに青い衣を着た異国の人を探したり，金色の野を探したりしても，言い伝えは実現しない。臨床の場面でも「眠れない」，「痛い」といった言葉を文字通りに受け取ることはもちろん大切であるが，それだけでは不十分であり，そこに様々な響きを聞けるようにならねばならない。

　このように，言い伝えは様々な出来事が重なって実現に至るのだが，これを外から見ている人たちには，奇跡が生じたということになるのだろう。あるいは奇跡など信じない人たちは，（単なる）偶然が重なったと言うかもしれない。このような偶然に意味を見いだそうとしたのが，ユングである。ユングは意味深い偶然の一致を共時性の観点からとらえようとした。共時性（synchronicity）とは，「因果律では説明できない，互いに独立の事象AとBが時間軸を横切って同時に生じ

る時，それを意味深いことと主体が受け止める」ことであると説明される。「意味を感じる主体」の存在が必要である。ところで，これまで，共時性の説明においては「時間軸を横切って」という点が強調されることが多かった。これに対し，山中（1995）はsynchronicityを「縁起律」と訳し，「縁によって起こる」ことが強調されている。これは時間軸に沿った展開にも目を向けるものである。振り返ってみれば，最初にオームと出会ってから，父を殺され，トルメキアの捕虜となり，腐海に落ち，ペジテ兵を助けようとしてさらに腐海の底にある清浄な空間に足を踏み入れ，地上に戻るとペジテの町は廃墟となっており，風の谷へと向かう途上で，囮のオームの子を助け，といった一つ一つの行動がすべて伝承の実現に寄与している。傍目には「奇跡」と見えるかもしれないが，ストーリーの筋を追うことができる我々には，ナウシカがその場その場で目の前のことに全力で取り組んだその軌跡がまさに縁となって，最後の瞬間に凝縮して結実したことが見える。ユパは青き衣の人，救世主を谷の外に探し求めて世界をさすらったが，実は救世主は谷の中にいたのだ。

(6) 意味と無意味

　最後に，『ナウシカ』が，日本の典型的な昔話の一つである「うぐいすの里」と同じような構造を持っていることについて考えておきたい。まず「うぐいすの里」のあらすじを示す。若いきこりが森の中で，見たこともないような立派な館を見つけた。彼はそこで美しい女性に出会う。女は男に留守を頼んで外出するが，「奥の座敷を覗いてくれるな」と言い残していく。しかしながら，見るなと言われると見たくなるのが人間の常で，この男も禁を犯して奥の座敷へと侵入する。そこにはすばらしい調度をそろえた座敷が続いていたが，7番目の部屋に至って男はそこにあった三つの卵を手に取り，誤って落としてしまう。そこに女性が帰ってきて，さめざめと恨み言を言いながら，うぐいすとなって，「娘が恋し，ほほほけきょ」と鳴いて消え去ってゆく。何もかも消え去った野原にぼんやりと男が立ち尽くすシーンでこの話は終わる。

　河合（1982）は，この昔話を次のように読み解いている。日常と非日常の中間地帯である森で出会った男女は，すぐ別れてしまい，町で女性が買い物をしている間に男は非日常の奥深くへと侵入する。最後に再会するときには破局に至っていて，男も女もそれぞれもとの日常，非日常の世界へ帰っていく（図2）。この「うぐいすの里」で何が起こったかと考えてみると，男は物語の前後で何も変わって

第4章　心と健康　145

いないわけで，これを反転させ，河合は無が起こったと述べている。男と女のそれぞれの軌跡を表す放物線は，出会いと別れの場面で交錯して，一つの円相（世界）へと収斂する。河合はこれを，禅画などでよくみられる無の境地を示す円相に通じるものと捉えている。出会いの場面と別れの場面で何も変わっていない。何が

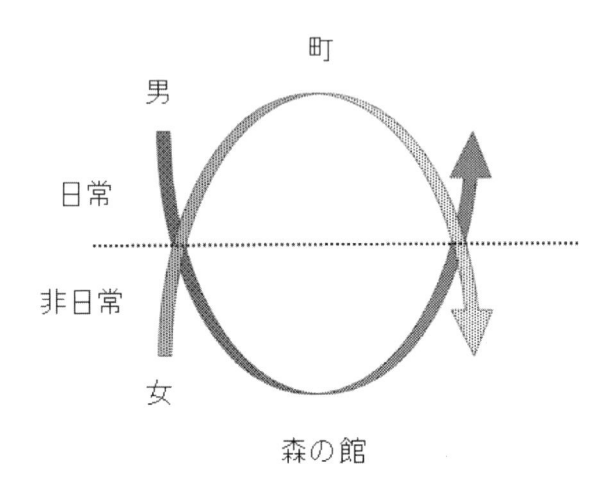

図2　「うぐいすの里」の男女の出会いの軌跡

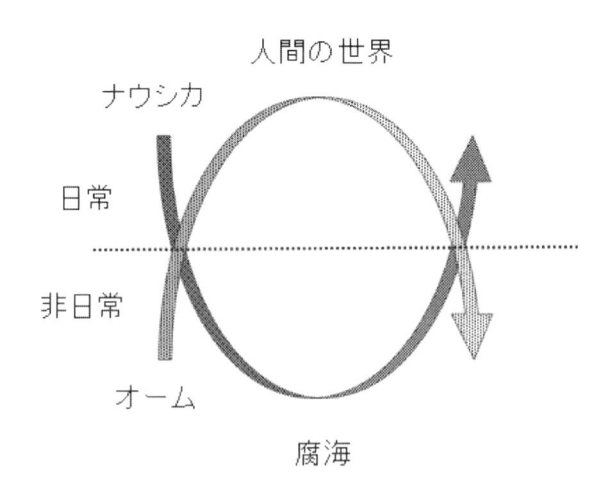

図3　図1の簡略化

起こったか。無。さらに「無とは何か」と問う者に対しては，昔話は「梅にうぐいす」という答えを用意している，と河合は解釈している。これは，「うぐいすの里」の最後の場面で，男が花のにおいが溢れる座敷で，誤って卵を落として割ってしまったところに女が戻ってきて，女は恨み言をいいながらうぐいすになって飛んでいってしまう，という場面からの連想であろう。

　ここで次のような例を考えてみたい。ある人ががんになったが，比較的早期で手術も成功し，完全に社会復帰できた，と。こういう例は最近どんどん増えているが，これは筆者には「うぐいすの里」と同じ構造を持っているように見える。つまり，日常の世界に住む患者さんが，がんになって入院して，つまり病院という非日常的な世界に行き，がんは取り除かれて日常に復帰する。この人に何が起こったのか。入院前後で何も変わっていないのではないだろうか。現代医学の目標は無を生じさせることにあるように思えてならない。それはそれで意義のあることだが，がんはこの人にとって何を言いたかったのか，という視点から考えてみることも必要ではないか。私には，切除されたがんと消え去っていった「うぐいすの里」の女性の姿とが，重なって見える。ここで『ナウシカ』に戻ると，実は『ナウシカ』も，「うぐいすの里」と同じ構造を持っていることがわかる（図3）。しかし，ここでは日常の女性が異界のオームと出会い，無ではなく意味が生じている点が違う。無を起こすことに全力を注いでいる現代医学を，意味で裏打ちする可能性を『ナウシカ』の物語は示していると思う。『ナウシカ』は，病といかに取り組むかを考える上で，価値のある物語であると考える。

【参考文献】

河合隼雄　昔話と日本人の心　東京：岩波書店，1982
山中康裕　縁起律について　山中康裕，岡田康伸編　身体像とこころの癒し－三好暁光
　教授退官記念論文集　東京：岩崎学術出版社，1995

コラム 「うつ」とその症状の意味

岡　伊織

　うつ病の起源は古く，私たち人類が社会性を発達させるようになった頃から共にあると考えられている。それにもかかわらず，うつ病は「現代病」とも言われ，実際，うつ病の診断を受ける人の数はここ 15 年で倍増してきた。一生のうちに一度はうつ病になる人の割合は 100 人に 3 〜 7 人とも言われ，まさにもっとも身近な病の一つである。

　病気になるとその病気に特有の症状が表れる。症状とは，病気になった時に起こるからだの変化に対しての主観的な訴えである。うつ病の症状は，気分の落ち込み，興味の喪失，食欲の変化，睡眠障害，易疲労感，イライラ感，思考力・集中力の低下など，精神的なものだけでなく身体的なものを含む全身症状として表れる。そのため，具合が悪くなると今まで普通に行っていたこともスムーズにできなくなり，様々な領域で支障をきたしていく。「この苦しい状態をなんとかして，もとに戻りたい」と思うのは自然なことで，医療機関を自ら受診する人が増えたことも，近年の患者数の増加に関与していると考えられている。

　身近な病のうつ病であるが，何が原因でこのような状態になるのかはまだはっきりと分かっていない。何らかの機能変化が脳の特定の領域で起きており，そのためにうつ病に特有の症状が出てくると考えられている。

　私たちは，「症状さえなくなれば，もとの元気な状態に戻れる」と考えがちだが，症状は理由があって生じる。よって，それを消失させることだけに専念しても，うまくいかないことがある。これは何もうつ病に限ったことではない。例えば，感染症などによる発熱の場合，熱が上がってくると苦しくて早く平熱に戻したくなる。しかし，この時体内では，体温を上昇させて体内に侵入した細菌の増殖を抑えたり，免疫機能を高めたりしながら細菌との戦いが始まっている。むやみに熱を下げることに専念すると，かえって回復を妨げてしまうこともある。

　私たちのからだには，体内の環境を一定の状態に維持しようとする機能（ホメオスタシス）が備わっており，意識にのぼらなくても元の状態に戻そうとする力がある。症状はこの働きの表れとも言える。うつ病が高じてくると，勉強や仕事に手をつけることが億劫になり，人に会うことを避けたり，外出したくなくなったりする。このような状態がつらいことは確かだが，それゆえに，日頃の活動から距離をおくことにもなる。

　ほとんどの病気は，生物学的な病気へのなりやすさと，状況要因との相互作用で発症

すると考えられているが，特にうつ病は，環境や生活様式の影響が大きい病の一つである。日常における状況要因と自分との関係がうまくいっていないために不調が生じているのであれば，その状況から身を離すことには意味がある。健康のバランスが崩れている状態からの回復には，外部の過剰な刺激を避けて十分休むことが，まずは必要となる。早く消えてほしいと願うつらいうつ症状は，同時に「このままでは立ちいかない，だから立ち止まろう」と自らが発している大切なサインでもあるのだ。

　ところで，うつは漢字で「鬱」と書くが，この字には「こもる，ふさぐ，ふさがる，しげる」という意味がある。気持ちがふさいで元気がなくなり，じっとこもっていたくなる，そんなエネルギーの低下したうつの状態をよく表している。同時に，出口を見いだせずふさがった気（spiritus）が内にこもり，そして充満し破裂寸前，というイメージもわく。静けさと激しさ，内と外，陰と陽……。一般的にうつ病では抑制的な面が表立つが，時おり内面に潜む怒りや不満やいらだち，何か炯々(けいけい)たるエネルギーのようなものが表面化し，ハッとさせられることがある。鬱という字は，そんな両面を持つうつ病の本質を，とてもよく表しているように思う。自らの内なる葛藤に気づき，その折り合いをつけていくことは，うつからの回復にも大きな意味を持つこととなる。

第2節

不登校・ひきこもりの意味するもの

山崖　俊子

1．はじめに

　いわゆる「不登校」とは客観的に見て理由のわからない，すなわち明確な病気や怪我などがない，長期欠席を指す。長期とは1991年からは年間30日以上の長期欠席を指しているが，それ以前は年間50日以上の欠席と定義されていた。しかも現在では保健室登校・適応指導教室への登校も積極的に受け入れられ，これらが出席として扱われるようになってきた。加えて2005年より，要件を満たすフリースクールへの登校やITを活用した自宅学習も出席日数に組み入れられるようになるなど，学校への出席・欠席の基準が年々変化しており，単純に数字だけを比較することはできない状況にある。

　こうした長期欠席児童，いわゆる不登校児童の問題がわが国において取り沙汰されるようになったのは1960年代のことである。ところが，1940年代から1950年代には，現在をはるかに上回る長期欠席児童がいたことを滝川（2010）は指摘している。当時は現在のように「不登校」などという言葉もなく，長期欠席が社会的に全く問題にされなかった。敗戦後の混乱と窮乏の中では，教育問題は二の次であったからである。農業・林業・水産業という第一次産業を生業とする多くの家庭においては，子どもたちは立派な労働力として期待されていた。

　ところが1960年代を迎え，社会にもようやく落ち着きが戻ってくるにしたがい，大都市の中産階級以上の裕福な家庭でしかも学校教育に理解を示す家庭の子どもたちの中から，客観的に見て理由のわからない長期欠席児童が出現し，社会的に大きな問題となって今日に至っている。当時，東京都においてそうした長期欠席児童の疫学調査が行われたが，提出された診断書には「風邪」とか「腹痛」等が少なくなく，実際に家庭訪問をすると子どもたちの状態には身体疾患は疑わ

れず，それまでの統計調査は信頼できないという報告が伝えられている。すなわち「不登校」とは純粋な医学的疾患名ではなく，その時代の社会的要請との関連性の中で浮かび上がってくる問題であることが，大きな特徴といえよう。

2. わが国における「不登校」研究の歴史と現状

　わが国において，いわゆる「不登校」の児童・生徒は 1960 年代から現れ，1970 年代後半から増え始めた。その数は増加の一途を辿っていたが，2002 年から 2004 年にかけての 3 年間に連続してわずかに減少したものの，その後はまた増加に転じたと報告されている。

　2014 年 8 月の文部科学省の学校基本調査速報によれば，2013 年度に 30 日以上欠席した不登校の児童生徒数は，小学生が 24,175 人（前年度比 2,932 人増）で 0.36％，中学生が 95,442 人（前年度比 3,996 人増）で 2.69％と報じられた。小中学生ともここ数年わずかながら下降線を辿っていたが，小学生は 2 年ぶり，中学生は 6 年ぶりに前年度を上回った。さらに，高校中退者は 1990 年代半ばに増加したが，2000 年に入って減少に転じ，2011 年は 53,869 人で比率は 1.6％と報じられている。

　このように，「不登校」という概念は今でこそ市民権を得たが，長らく理解されなかった。いわゆる「不登校」の症例報告について世界的に最も初期に発表されたのは，Broadwin の "Acontributiontothe study of truancy（怠学に関する一考察）"（1932）とされており，続いて Jhonson の "School Phobia（学校恐怖症と呼ばれる症候群）"（1941）であった。

　一方，わが国においては高木隆郎が 1950 年代後半に症例報告を行ったといわれており（『心理臨床大事典』の「登校拒否」〔河原省吾〕，培風館，1992），著作としては 1968 年に佐藤修策が『登校拒否児』（国土社）を，1975 年に平井信義が『学校嫌い』（日新報道出版部），続いて 1978 年に『登校拒否児』（新曜社）を出版した。同時に山中康裕も「思春期内閉　治療実践よりみた内閉神経症（いわゆる学校恐怖症）の精神病理」（1978）を発表した。その後，不登校に関わる論文・著作は続々と発表・出版され，筆者も 1981 年に平井信義と共に『事例を中心とした登校拒否児の治療教育』（東京書籍）を著した。

　不登校の症例が注目されるようになった最も大きな特徴は，「それまで全く問題がないどころか，むしろとても"良い子"であった子どもが，特別な理由も見

当たらないのに，ある日を境に頑として学校に行かなくなった」ことである。子どもの学力は高く，それまでの生育歴には一見何の問題も見当たらず，親や教師にとってはまさに「青天の霹靂」であった。当然ながら親や教師は「病気でもないのに学校に行かないなんて……」と，登校を促す強い働きかけを繰り返したが，そうすればするほど子どもたちは柱にしがみつき，あるいはトイレにこもり，あるいは自室にバリケードを築いて籠城した。そうして日中は音も立てず外出もせずひっそりと過ごし，昼過ぎから少しずつ元気になり，下校時間を過ぎる頃から顔色もよくなり，夜になると外出を始める子どもも少なくなかった。まるで仮病を使って学校をサボっているとしか考えられなかった。

　こうした子どもを抱えた親は，まず小児科医を訪ねた。しかし，はっきりとした理由は見つからず，多くは「自律神経失調症」と診断された。親も教師も必死になって登校できない理由を問いただした。はじめは「わからない」を繰り返していた子どもも答えないわけにはいかず，「先生が怖い」「友達が意地悪する」等々，子どもは必死に「嘘ではないが本当でもない」答えを口にした。大人たちはまさに「鬼の首でも取ったように」，それが原因だと学校の状況を「改善」した。教師が必死になったのは，家では元気なのに学校を頑なに拒絶するのは，学校に原因があるという世論が高まり，クラスに不登校児を抱えた教師は「教師失格」の烙印を押されかねない状況であったことも大きな要因であった。

　同時に，「先生から注意を受けた」り，「友達から意地悪された」だけで登校できなくなるような「弱い子ども」に育てた親の責任も，久徳重盛の『母原病』（教育研究社，1979）という痛烈な言葉を伴って，批判の対象となった。

　そこには現代科学の特徴としての，全ての事象にはそれなりの明らかな原因があるという「因果論」の発想が強く根底にあり，強引に原因を求めた結果であった。以来，不登校の発生原因は学校か親かといった実りのない議論が長く続いた。

　そのような世論の横行する中，平井（1968）は「思春期における登校拒否症」で自主性・主体性の発達の遅れが不登校を生み出す最大の原因であり，子ども自身が納得して動き出すまで徹底して「待つこと」の重要性を強調した。この主張が「登校刺激を与えない」という不登校児を取り巻く大人たちの取るべき態度として今日まで定着している。

　続いて，山中（1978）は「思春期内閉」という言葉を世に送り出した。これについて山中は「学校恐怖症の時代から不登校に至る現在まで，いわゆる，登校せず，閉じこもっている子どもたちのとらえ方と，その治療論として『内閉論』を考え

出した。そのアナロジーは，江戸幕府のとった≪鎖国≫である。つまり，あのとき日本は，諸外国に対し，全くの全面閉鎖をするのでなく，長崎の出島一港のみを開港し，そこで，細々ながら外国と交渉し，国内では日本文化の成熟をみたのだったが，ここにおいて，国を≪個人≫に，出島を≪窓≫として，彼らと，その窓で付き合っていけば，彼らの内界において，アイデンティティーを形成していくものである」と解説した。

　すなわち，不登校児はそれまでの成育過程において，何らかの理由により安心して自分自身との対話を重ねる機会をもてなかったことから，アイデンティティー（主体性）の形成に不具合を生じた。思春期は不登校児でなくても，それまでの親や教師といった身近な指導者から距離をおいて，「自分たち」もしくは「自分自身」の思いや考えを形成する時期である。したがって，「第二反抗期」ともいわれるように，自分自身に大きな影響を与えかねない大人たちからしばらく距離をおくことで，ようやく自分自身の内界から発せられる「内なる声」が聞こえてくる。これを醸造し，発酵させるには，そこに専念するための時間と外部からの「ほどほどの」刺激が必要であり，そのためには登校し，学業に専念する暇(いとま)がないのだというのである。言い換えれば，山中はわが国を代表する文化，つまり「日本らしさ」（茶の湯や華道等）は，実にこの鎖国時代に形成されたものばかりであることから，個々の子どもの「らしさ」は「内閉」によって形成されること，すなわち不登校は思春期の子どもたちのアイデンティティー形成には不可欠であり，慌てて行われる登校刺激は子どもたちの成長を阻むものであることを強調したのである。

　実は平井が自主性・主体性の発達の遅れを強調しているのも同様であった。それまで周囲の期待に沿って生きてきた「良い子ども」が，ある日突然，周囲の期待を裏切って登校しなくなるということこそ，極めてささやかな「主体性の芽生え」といえるのではないかと述べている。

　小泉（1973，1980）は登校拒否を神経症的登校拒否，精神障害によるもの，怠学（無気力傾向と非行傾向），発達遅滞を伴うもの，積極的意図的登校拒否，一過性のものに分類し，さらに神経症的登校拒否を分離不安，Aタイプ（優等生の息切れ型），Bタイプ（甘やかされタイプ）に分けた。その後は，神経症圏の不登校に関する新しい見解はみられない。

　次に，名称についてであるが，そもそも「不登校」はその名称も Jhonson に倣って，当初は「学校恐怖症」，そして「学校嫌い」「登校拒否」と続き，現在では「不

登校」が主流となっている。つまり「恐怖」にしても「嫌い」にしても「拒否」にしても，そこには子ども自身の学校に対する何らかの意識，意味合いが前面に浮かび上がってきており，単に年間30日以上の長期にわたった「怠学，病気，障害，経済的事情，家庭事情等による休学を除く不登校」を総称した呼び名としては相応しくないという理由によるものと思われる。文部科学省の学校基本調査においても，1960年度においては「長期欠席者」，1968年には「学校嫌い」を用いており，「不登校」という区分は1999年から使用されるようになっている。

3.「不登校」とは何か　神経症圏の「悩む」不登校

　筆者がいわゆる「不登校児」と臨床場面で出会った最初は，1960年代の後半である。当時，恩師であった平井信義のもとに，特に身体に問題がなく，両親も登校することを強く願っており，本人も登校するつもりで前夜には準備を整えているにもかかわらず，朝になると起きられず，下痢や発熱，腹痛等を訴え登校できなくなる子どもたちを抱えた家族からの相談依頼が数多く舞い込み始めた。筆者も次第に，その相談の一端を担うようになっていった。

　しかし，子ども自身が同行することはほとんどなく，もっぱら家族（主に母親）との面接が中心であった。親にとって子どもが自発的に登校するようになるのを「待つ」といっても，1カ月なのか，半年なのか，1年なのか先がみえないところで「普通とは違う状態」の子どもと共にいることは，不安でたまらないのは当然である。しかも，子どもがじっと考え込んでいる状態であればこれが「自分づくり」なのだと耐えることも可能ではあるが，テレビのお笑い番組をみてゲラゲラ笑っている姿からは「自分づくり」は想像しにくく，そんな姿をみていると「腸が煮えくり返り」，いやみの一つも言いたくなると親たちは正直に語った。「そんなことをしているくらいなら学校に行きなさい」と家から追い出すと，ある子どもは大きな総合病院の待合室で，ある子どもは新宿駅の待合室で下校時間が来るまで過ごしていた。いずれにしても，とがめられずに長時間いられる場所である。それを知った親たちは，そんな危険な場所に日がな一日わが子を置いておくくらいなら自宅の方が安全と，以来，登校刺激は与えなくなった。

　40年以上前のことだが，3年間ほど面接を続けていた親から，子どもが3年半の引きこもりの後，「もう考えるだけ考えた。これ以上は考えられない。こんな自分は生きる価値があるのか，自分の考えは間違っていないか，それを専門家に

尋ねたい」と言っているから会ってほしいという依頼があった。引きこもって以来初めての外出で，面接前夜に腰まで伸びた髪を母親に切ってもらい，それまで着続けていたパジャマを母親の用意したシャツとズボンに着替え，片道1時間半かけて来室された。お会いするなり，彼は「僕は世にいう登校拒否でAというものです」と自己紹介し，それから毎週通って来られ，50分の面接を続けた。不登校が始まる前後の中学時代を振り返り，勉強は得意だったが体育は苦手で，体育の前には必ず下痢をするので授業に遅刻してしまう。すると先生は「お前は甘やかされて育ったんだ，軟弱なんだ」と怒ったという。しかし，A君はたたき上げの職人だった厳しい父親のもとで，精一杯甘えないでやってきたという自負があり，これ以上どうすればいいのか途方にくれ，中学2年の2学期の始業式の日にとうとう動けなくなってしまったという。

不登校で在宅時の状況についてA君は問わず語りに，「いても立ってもいられず，そんなときテレビのお笑い番組のような強い刺激にさらされていると，取り敢えず気を紛らわせることができた」，「母親が用意した新しいパジャマを着ることはどうしてもできなかった。なぜなら，『このとき』は動いていると思いたくなかった，時は止まり，凍結していると思いたかったから」等々，毎回の面接時，この3年半の間に考えたこと，思ったことを語り続けた。引きこもった3年半の間に背丈は180センチにまで成長し，中学2年当時のパジャマは短くなり，母親はつぎはぎだらけのパジャマを何とかして新しいものに着替えてもらいたいと懇願していた。彼の様々な話に，カウンセラーである筆者は「ああ，そうなんだ，そういうことだったんだ，本当に一生懸命生きてきたんだね……」とただただ頷くだけだった。

そんな面接がちょうど1年を経過した頃，「今日でちょうど1年になります。先生は何も言ってくれなかったけど，僕の話を真剣に聞いてくれた。そして僕の気持ちを理解してくれた。何だかトンネルの先の方に明かりがみえてきて，このまま生きていってもいいような気がしてきました。これからは自分でやっていきます」と言って去っていった。

筆者にとってA君とのこの出会いが，後の不登校児とのかかわりに決定的な影響を与えたことは確かである。親御さんとの面接，すなわち外からみえるA君の姿からは理解できなかったA君自身の内的世界に触れることができたからである。

A君は徹底して悩みぬいた。父親から怒られたこと，先生から「軟弱者！」と

第4章 心と健康 155

怒鳴られたこと等々，悩みぬくのに3年半はどうしても必要だったのだ。学校に行ったり友人と関わる暇はなかったのだ。彼は「悩む」力を持っていた。「悩む」とは「あるべきと思う自分」と「ありたいと思う自分」との間の葛藤に他ならない。アメリカの臨床心理学者カール・ロジャーズのいう「自己不一致感」を「自己一致」に向けて闘っている状態である。まさに思春期の発達課題達成に向けての闘いであった。山中のいう長崎の出島としてのカウンセラーとのかかわりを得ながら，自分自身で自分自身を育て上げていったのである。

A君との出会いは，カウンセラーとしての筆者に「悩みぬく力」を持てる素晴らしさを伝えてくれた。そして「人の幸せの形」は当人にしか決められないことを学んだ。しかし「自分づくり」は自分一人ではできないことも学んだ。「寄り添い，信頼する他者」の存在が，「自分づくり」を確固たるものにすることを確信した。

筆者はA君との出会いを通して，いわゆる神経症圏の不登校は，自分が自分自身になるために「こころの作業」に集中するための不可欠な時間であることを学んだ。同時に，カウンセラーとしてのあり方を明確化させてもらった。

4.「悩まない」不登校児の出現　軽度発達障害児と不登校

1990年代に入って，それまで出会ったことのないタイプの不登校児と出会うことが多くなった。それまで出会ってきた不登校児は「悩む」「不登校であることを世間に知られたくない」という子どもたちであったのに，「悩まない」「不登校であることを世間に隠そうとしない」不登校児との出会いに大いに戸惑うこととなった。

当時，ある中学教師から相談を受けた。学校に行きたくないというが行事に誘うと登校してくる，しかも友達に会うことに後ろめたさが全く感じられない，下校時間に校門の前で友達の帰りを待っている等々，それまで出会ってきた不登校児とは様相が全く異なる不登校児がいるという。知的には問題がないのに，自分の態度や行動について他者からどうみられるかという「見られる自己」が形成されていないのである。「悩む」様子がみられないのは，「あるべき自分」と「ありたい自分」との間に葛藤がないということに他ならない。それまで出会ってきた不登校児は「あるべき自分」が強すぎて「ありたい自分」が抑圧されていた状態と考えられるが，「悩まない不登校児」は「あるべき自分」が形成されていない

状態といえよう。

　こうした新しいタイプの不登校児に対する理解は，その後，杉山（2000）のいう「軽度発達障害」の概念を得て急速に進んだ。杉山（2007）は「不登校児童の約半数に何らかの発達障害が認められ，その8割（全体の4割）は高機能広汎性発達障害と診断された」と述べ，齊藤（2011）も2009年度の不登校を主訴とした自身の初診患児の背景精神疾患の分析の中で，「19％が広汎性発達障害，5％が注意欠陥・多動性障害である」ことを報告している。

　辻井ら（2010）は，発達障害児の特性がクラス担任に理解されないことが，躓きの大きなきっかけになることを強調している。さらに，発達障害を背景にした不登校の実態について，「不登校の出現時期について，発達障害を背景としない不登校よりも早い時期，小学校3年以前に現れやすいのが特徴と言われている。一方で知的障碍児は小学校5年生以降に多く見られるなど，一般的な不登校児と傾向が似ていると言える。もともと環境の変化への弱さが特性である発達障害児にとって，緩い枠組みの保育園や幼稚園から学校という枠組みに生活の場が移行することは大きな負担となる」と述べ，関係者が発達障害児の見立て能力を持ち，その特性を十分に理解した上で，彼らに見合った指導がなされるべきことを強調している。

　発達障害の最も大きな特徴は，発達に際立った凸凹がみられることである。2013年5月，アメリカ精神医学会が作成した『精神疾患の診断統計マニュアル第5版（DSM-5）』によれば，自閉症スペクトラム（ASD）の診断基準を，①社会的コミュニケーションおよび相互関係における持続的障害，②限定された反復する様式の行動，興味，活動と定めている。知的には問題ないが，社会的コミュニケーションに問題があるなどの子どもたちは，周囲からの理解を得にくい。

　こうした子どもの特性理解が不十分な状況下では，子どもにとっては心身への負担が増し，加えて前述したように発達障害児の特性として「あるべき自分」の形成が十分でないことが，不登校の増加に拍車をかけていると考えられる。特に発達障害児の中でも，杉山のいう「軽度発達障害」は知的レベルが高いがゆえに周囲から大きな誤解を受けやすく，「勉強ができる」ことでなんら障害を抱えていないと自他ともに思いこんでしまうことが誤解の発端である。「わがまま」，「やる気がない」などと批判され，当人も知的レベルが高いがゆえに「こんな自分」に対するコンプレックスを抱え，抑うつ状態に陥ることが多い。自閉症スペクトラム障害の中でもアスペルガー障害や高機能自閉症等は「悩める自閉症」ともい

われるように，神経症圏の不登校児との鑑別がつけにくく，発達障害児の中でも独特の辛さを抱え，家庭でも学校でも「居場所」を得られずに不安定な状態に陥っていくことが少なくない。

　前述した杉山も齊藤も辻井らも，その他多くの研究者も，不登校の中で発達障害児の占める割合が激増していることを指摘している。文部科学省は平成24年度特別支援教育に関する調査結果の中で，通級による指導を受けている児童・生徒数の増加が続いており，中でも発達障害の児童・生徒は過去6年間で約4倍の増加を見たと報じている。

　それでは，発達障害そのものが増加したのだろうか。

　わが国における自閉症スペクトラム（ASD）の疫学調査をみると，鷲見（2011）は名古屋市における調査において，1991年には0.185％だったのが2006年では2.07％と増加していることを報告し，田村ら（2011）は，新潟県阿賀野市における広汎性発達障害（PDD）の疫学調査で1.9％と報告している。他の研究者らも増加については一致をみているが，時代とともに名称も診断基準も異なってきていることから，見かけ上の増加も考えなければならない。この点に関して，鷲見（前掲）はASDの調査とともに，精神遅滞の調査も行っているが，1991年には0.590％だったのが2006年には0.569％と減少しており，しかもそのうち，ダウン症候群は0.129％から0.170％に増加しているという。この報告は極めて意味深く，ダウン症候群のように診断が明確なもの以外の精神遅滞は大きく減少していることになる。これは真の減少ではなく，「自閉症スペクトラム」という発想によってASDの診断基準が広げられ，統計分類上，精神遅滞からASDに移行したと考えるのが妥当と思われる。土屋（2013）も有病率研究に関して「ロッターらが世界で初めて報告した自閉症（カナーの基準にもとづく）の有病率は0.41％であったが，最新の自閉症スペクトラムの有病率は2.64％である。たった50年弱で50倍にも増えたようにみえることから，自閉症が増えているとの議論がされることもあるが」，それは「この50年弱の間の診断基準の変化・診断習慣の変化，症例を見出す技術の向上，早期発見の機会が増えた」ことが理由であって，実際に増えたわけではないと述べている。

　以上からASDが実際に増加していると結論付けるのは早急といえよう。ただし，ASDの概念が広く定着し，早期に診断が確立され，早期に療育が実施され，加えて，2007年から発達障害児も特別支援教育の対象とされるなど，ASD児が通常学級に通学する率が高まってきたことなど，学校現場におけるASD児童が

引き起こす問題が増加していることは事実であろう。

5. 大学生の不登校・ひきこもり

「不登校」という言葉は，小・中学生，つまり義務教育年齢の子どもを対象に使われることが多い。高校生は「中途退学」が問題とされ，大学生は「留年」，「引きこもり」を問題にする。多くの場合，子ども自身にとっては内容的にはどれも大差はない。しかし周囲の思いは異なる。義務教育の場合は子どもに教育を受けさせる義務を親が背負うから，何としてでも子どもに登校してもらいたいという願いとなり，その結果，「不登校」という名称のもとに社会的問題としてクローズアップされたと考えられる。高校生・大学生に対しては順調に卒業してほしいという周囲の願いは義務教育の場合と変わらないが，嫌なら他の道もあるという選択肢が用意されている点で，多少異なっていると思われる。

文部科学省は2014年春の学校基本調査において，4年制大学への進学率が51.5％（過年度卒を含む）と過去最高であったと報じている（短大・高専・専門学校を含めると80.0％）。少子化の一方で大学の定員が増えたことが背景にあり，この20年で倍になった計算だという。

そのような社会状況の中で特に都市部においては，大学進学は当たり前という価値観が持たれるようになり，学生たちの質は確実に変化してきた。いわゆる不本意入学が増加し，本来の「学びたい者」だけが集まる大学ではなくなってきている。その結果，多くの大学で，留年，中途退学学生の増加が大きな問題となっている。

しかも大学生になると，自宅から離れて一人住まいになることが多い。それまで親の庇護のもとでかろうじて顕在化していなかった問題が，一人暮らしという環境におかれることで噴出するのである。実は，このような状況はなるべくしてなった状態で，今後の自分の生き方を真剣に考える「とき」がようやくめぐってきたと考えるべきである。いわば「遅れてきた思春期」と考えればよい。

加えて，ASD等の発達障害を抱える学生の大学入学が増加している。義務教育下での特別支援教育はそれなりの経験の積み重ねがあるが，大学での障害学生に対する修学支援は始まったばかりである。

2010年7月，内閣府が発表した「若者の意識に関する調査（ひきこもりに関する実態調査）」によれば，全国で70万人いるといわれる引きこもりのうち約

63％が20歳を超えて始まっているという。そのきっかけは職場になじめない，就職活動がうまくいかないといった社会人の入り口での挫折であるという。

　高校までは問題が顕在化せずにいた彼らであっても，大学は枠組みが極めて緩く自らの判断を求められることが多いこともあり，これまでのやり方では立ちゆかなくなることが少なくない。しかも卒業後は「社会人」という未知の世界に飛び立つ不安を考えると，それまでの生育過程において，何らかの理由により安心して自分自身との対話を重ねる機会がもてなかったことから，主体性の育ちに不具合が生じた学生は，否応なく「自分づくり」の作業に取り組まざるを得なくなる。大学3年の終わりから4年にかけて，学生相談に訪れる学生が増加するのは，まさにこういった理由によるものと考えられる。

　そう考えると，社会人になる前の学生時代に時間をかけて，確固たる「自分づくり」を達成しておくことが望まれる。不登校学生に対し，一日も早く登校させ，卒業させることが学生にとって「望ましい支援」であるとは限らない。

　加えて，背景に発達障害を抱えた学生も，大学生活は何とかそれが顕在化せずに乗り切れたとしても，社会人としての旅立ちは重く，恐怖でさえある。就職活動に躓き，引きこもりが始まる事例も少なくない。

　以上から，大学生の不登校・引きこもりの意味は深く，その対応は相当慎重でなくてはならない。ただし，不登校は意味があるからといって放っておけばよいというわけではなく，ゼミの担当教員や教務課が出席を促す働きかけを行うことは時には必要である。しかし何よりも不登校の背景，不登校が表現している意味をいかに正しく理解するかが，彼らに対する何よりも適切な援助であることは間違いない。

6．おわりに　からだが語ることばとしての「不登校」

　いわゆる不登校について，そのタイプ，原因論，治療論等を歴史的に概観した。1960年頃より，にわかに注目を集めるようになった不登校は，小泉（前掲）の分類のように様々なタイプが混在していたにもかかわらず，社会の目が釘付けになったのは，「大都市の中産階層以上の裕福でしかも学校教育に理解を示す家庭の子どもで，客観的に見て理由の分からない長期欠席児童」の出現であった。それまでの児童精神医学では説明がつかない子どもの登場に，多くの研究者たちは驚愕した。

加えて，その神経症圏の不登校の陰に隠れていたのが，発達障害圏の不登校であった。近年，「背景に発達障害を抱えた不登校児」の増加が強調されてはいるが，それはASD研究の目覚ましい進歩の中で，これまで明確な診断ができなかった不登校児にASDの診断が可能になったことによるものと思われる。
　いずれにしても重要なことは，子どもたちは明らかに登校を拒否しているが登校さえしなければ安心し，安定した状態を保っていられるわけではない。厳しく登校刺激を与える親や教師に対しては，バリケードを築いたり，暴れるなどして激しく抵抗するのをみると，学校に対する抵抗感がよほど強いことがうかがわれる。
　神経症圏の「悩み」，「不登校であることを世間に知られたくない」不登校児は，無意識的に先送りしてきた「自分づくり」という「こころの作業」に取り組まざるを得なくなり，その作業は日常の現実的課題（登校等）をこなしながらといった，片手間仕事では立ち行かないほどエネルギーを必要とする作業である，と考えることができる。これがいわゆる神経症圏の「不登校」，つまり「悩める不登校児」の意味である。
　一方，背景に発達障害を抱えている不登校児は，「悩まない」，「不登校であることを世間に隠そうとしない」場合が多く，中でも知的レベルが高いASD児は発達障害であることへの気づきがないままに成長し，その実，苦手な集団適応への無理な積み重ねから二次的障害である抑うつ症状が前景に現れ，一層診断を困難にさせている例が少なくない。特に大学でみられる中途退学，不登校に対しては見立てが困難なだけに注意を要する。
　いずれにしても，「不登校」という目にみえる行動だけをとらえて問題にし，単純に登校させることだけを援助と考えることは，大きな誤りである。「登校する・しない」を問題にするのは，周囲の大人の「登校」に対する際だった期待感であり，「登校できない」ことの背景にある，より大きな問題に目を向けることなくして，適切な援助はあり得ない。
　今や新たな社会的現象としての「引きこもり」も，不登校児への適切な援助がなされなかった結果であることが少なくない。引きこもりも不登校と同じく様々な病態，例えば，統合失調症の初期症状であったり，うつ病であったり，発達障害からくるうつ状態であるなど総体としての呼称であり，一律に扱うことの危険はここにある。稲村博も1988年に既に「登校拒否はきちんと治療しておかないと，20代，30代まで無気力症として尾を引く心配がある」と述べている。

「悩む」不登校児も「悩まない」不登校児も，子どもたちが「自己不一致」から「自己一致」を目指した「自分自身になること」に向けてのもがきに他ならない。自分らしく心地よく生きるための「こころの作業」に打ち込む機会を与えたのが「不登校」の状態なのである。

【参考文献】

Broadwin IT. Acontributiontothe study of truancy. *American Journal of Orthopsychiatry,* 1932; 2: 252-259.

平井信義　思春期における登校拒否症　小児の精神と神経 1968；8：117-125

稲村博　登校拒否の克服－続・思春期挫折症候群　東京：新曜社，1988

Jhonson AM, Falstein EI, Szurek SA, et al. School Phobia. *American Journal of Orthopsychiatry,* 1941; 11: 702-711.

小泉英二　登校拒否－その心理と治療　東京：学事出版，1973

小泉英二　登校拒否　続－治療の再検討　東京：学事出版，1980

齊藤万比古　発達障害が引き起こす不登校へのケアとサポート　東京：学研教育出版，2011

杉山登志郎　軽度発達障害　発達障害研究 2000；21：241-251

杉山登志郎　発達障害の子どもたち　東京：講談社，2007

滝川一廣　不登校理解の基礎　田嶌誠一編　不登校－ネットワークを生かした多面的援助の実際　東京：金剛出版，2010

田村立・遠藤太郎・江川純，他　新潟県阿賀野市における広汎性発達障害の疫学調査について　小児の精神と神経 2011；51：348-350

土屋賢治　自閉症は増えているか　教育と医学　2013；61：26-35

辻井正次・望月直人　発達障害と不登校　田嶌誠一編　前掲書

鷲見聡　名古屋市における自閉症スペクトラム，精神遅滞，脳性麻痺の頻度について　小児の精神と神経 2011；51：351-358

山中康裕　思春期内閉－治療実践よりみた内閉神経症（いわゆる学校恐怖症）の精神病理　中井久夫・山中康裕編　思春期の精神病理と治療　東京：岩崎学術出版社，1978

コラム 心身症
心と身体のつながりからみた疾患理解

大森　美湖

　心身症（psychosomatic disease）とは，日本心身医学会によれば「身体疾患の中でその発症や経過に心理社会的因子が密接に関与し，器質的ないし機能的障害が認められる病態をいう。ただし神経症（アメリカの診断基準DSM-5では不安症／障害）やうつ病など他の精神障害に伴う身体症状は除外する」と定義される。器質的障害とは，胃炎や十二指腸潰瘍のような炎症や腫瘍といった身体の物理的・物質的な障害が生じることで，機能的障害とは，器質的な変化がないにもかかわらず，その働きや機能に障害が認められるものを指す。心身症は独立した疾患名ではなく，病態名である。

　東洋医学では古来，「心身一如」という概念があり，自然思想に基盤をおき，心と身体は切り離せないものという統合的・包括的な考えが主流であった。一方，西洋医学は近代科学を基盤におき，心と身体を分離して，身体を各部分に分けて専門分化することで発展してきた。しかし近代の西洋医学は，めざましい発展の代償に，人間の全体性を失ったともいえる。その中で心身症を扱う心身医学は，人間の心と身体の密接な関係を重視し，人間を全体でみる全人的なアプローチを目指す学問である。

　心身医学的なアプローチを初めて行ったのはオーストリアのメスメル（Mesmer, F. A. 1734-1815）と言われている。彼は心因性のマヒや痙攣を起こす患者に，手で触れることで身体症状を治すという動物磁気術を創始した。このメスメリズムは催眠術として発展，少しずつ心身医学の基盤が築かれた。

　また心身医学という言葉を最初に使用したのは，1818年ドイツのハインロート（Heinroth, J. C. A. 1773-1843）であり，学問的な体系は1930〜1940年代にかけてできた。概念としては，精神分析の創始者として知られるオーストリアのフロイト（Freud, S. 1856-1939）や，アメリカの精神分析医アレキサンダー（Alexander, F. 1891-1964），生理学者のキャノン（Cannon, W. B. 1871-1945），カナダの生理学者セリエ（Selye, H. 1907-1982）らの学問的業績が大きく，それまでの身体中心主義から，心と身体，全体として人間をとらえるようになった。

　日本においては，森田療法を創始した森田正馬（1874-1938），日本心身医学会を立ち上げた池見酉次郎（1915-1999），東京大学に心療内科を開設した石川中（1925-1985）らによって発展した。

生理学的側面としては，人間の体には外界からの刺激やストレスに対して，自らの身体を環境に適応させ，安定させる機能がある。これをホメオスタシス（生体恒常性）という。例えば暑さや寒さに対して体温や血圧を一定に保ったり，創傷を修復する，細菌やウイルスなどの異物を排除するといった機能である。

　心理学的側面としては，性格特性としてタイプＡ（A型）行動様式（野心的，競争的，仕事熱心），失感情症（自分の感情に気づきにくく，それを言葉で表現することが困難），失体感症（疲労感や食欲等の身体感覚への気づきに鈍感）などがあげられる。

　心身症は器質的な身体病変を呈する場合（十二指腸潰瘍や胃潰瘍など）と，機能的な障害を呈する場合（過換気症候群，過敏性腸症候群や片頭痛など）に大別される。一般

表　心身医学的な配慮が特に必要な疾患

呼吸器系	気管支喘息, 過換気症候群, 慢性閉塞性肺疾患 など
循環器系	本態性高血圧症, 起立性低血圧症, 狭心症, 心筋梗塞 など
消化器系	胃・十二指腸潰瘍, 慢性胃炎, 過敏性腸症候群, 心因性嘔吐 など
内分泌系	神経性やせ症, 神経性過食症, 甲状腺機能亢進症, 糖尿病 など
神経筋肉系	筋収縮性頭痛, 片頭痛, その他の慢性疼痛, 痙性斜頸, めまい, 書痙, 眼瞼痙攣, 自律神経失調症, 冷え性, 失声, 味覚脱失, 失神 など
小児科領域	気管支喘息, 過換気症候群, 遺糞症, 夜尿症, 嘔吐, チック など
皮膚科領域	慢性蕁麻疹, アトピー性皮膚炎, 円形脱毛症, 多汗症, 湿疹 など
外科領域	開腹術後愁訴, 頻回手術症 など
整形外科領域	慢性関節リウマチ, 全身性筋痛症, 腰痛症, 肩こり, 痛風 など
泌尿器科領域	夜尿症, 神経性頻尿, 心因性尿閉, 尿道症候群 など
産婦人科領域	更年期障害, 婦人自律神経失調症, 月経痛, 月経前症候群, 流産 など
眼科領域	原発性緑内障, 眼精疲労, 視力低下, 視野狭窄, 飛蚊症, 眼痛 など
耳鼻科領域	耳鳴, めまい, アレルギー性鼻炎, 嗄声, 心因性失声・難聴 など
歯科領域	顎関節症, 義歯不適合症, 口腔・咽頭過敏症 など

「心身医学的な配慮が特に必要な疾患（いわゆる心身症とその周辺患者）」（日本心身医学会教育研修委員会：心身医学の新しい診療指針1991より〔吉松，上島，1999〕）を筆者改変

に思春期や青年期においては機能的障害が多くみられ，年齢が高くなるにつれて器質的な身体病変が多くなると考えられる。

　通常の身体疾患の場合，診断ののち治療に進む場合がほとんどだが，心身症の場合，まず診断そのものが困難な場合が少なくない。多くは，まず内科や外科などの検査を経て治療が行われるが，症状がなかなか改善しないことで初めて，精神的なストレスとの関連が疑われ「心身症」という概念が出てくる。また，診断されても患者がそれを認めないために，十分な治療に至らない場合もある。

　心身症の治療では，身体症状だけでなく，その人の生活背景や文化，パーソナリティ，家族関係などとの相互作用を考え，心と身体を二分せず，人間を全体でみていく全人的な治療が重要となる。

【参考文献】
American Psychiatric Association　高橋三郎，大野裕監訳　DSM-5 精神疾患の診断・統計マニュアル　東京：医学書院，2014
吉松和哉，上島国利編　臨床精神医学 講座6　身体表現性障害・心身症　東京：中山書店，1999

コラム　身体表現性障害

山崖　俊子

　2013年5月に改定された，アメリカ精神医学会作成の"Diagnostic and Statistical Manual of Mental Disorders, Fifth Edition"（DSM-5）では，それまで使用されてきた馴染みのある「身体表現性障害」の用語は消え，新たに「身体症状関連障害」という新しいカテゴリーが構成された。これは，苦痛や日常生活における支障を引き起こす個人の身体症状を共通の特徴とするグループの総称である。しかし，ここではあえて「身体表現性障害」の言葉を用いることにする。それは改定されてもなお，従来の「身体表現性障害」は新たな「身体症状関連障害」カテゴリーの中核に位置するからである。さらに何よりも，「身体表現」における障害とは，本書のタイトルそのままであると言える。

　「身体表現性障害」の大きな特徴の一つは，激しい痛みや吐き気，しびれなどの自覚的な何らかの身体症状により，日常生活に大きな支障をきたし，かつ自分ではその症状をコントロールできないことである。二つ目は，痛みやしびれ等の身体症状は激しいものの，医学的に説明できる器質的な異常が見当たらない点である。「身体表現性障害」は，心身症とよく混同されるが，この点で明確に区別される。

　すなわち，両者とも身体症状が認められるが，「身体表現性障害」は身体に明らかな器質的異常は認められない。一方，心身症は明らかな身体的異常がみられ，まさに「病気」と認識され，周囲の理解も得やすい。これに対し，「身体表現性障害」は様々な検査を重ねても異常が見つからず，治療者を含めた周囲から，患者はあたかも身体疾患を模倣した「仮病」であるかに思われ，「厄介な患者」として扱われる。そのことで，新たな傷つきを抱えることにもなる。

　人の性格や病理への関心は極めて古くから存在したが，心理学が「科学」として扱われるようになったのはこの100年くらいのことである。精神医学者であり心理学者であるフロイト（Freud, S. 1856-1939）は，器質的に何ら異常が認められないながら，失立，失歩，失声，視覚障害，聴覚障害，けいれん発作，疼痛，吐き気等，様々な身体症状がみられる状態を「防衛ヒステリー」と名付けた。

　フロイトは『ヒステリー研究』（2004）において，患者が，自らが耐えがたい観念に対する防衛としてその観念を抑圧すると，抑圧された観念に結びついていた情動エネルギーは身体的な症状に転換され，それによりヒステリー症状が現出すると説明した。し

かし，1968 年の『DSM-2』まで記載されていた「ヒステリー神経症」という用語は，誤解を生みやすいという理由で近年は用いられなくなっている。しかし，フロイトのヒステリー概念，すなわち抑圧された観念が身体的症状を現出させるという気づきは「無意識」の発見に結びつき，その後の科学としての心理学を飛躍的に進歩させることとなった。

例えば，臀部にきりを何本も突きさしたような激しい痛みで，座ることも眠ることもできない患者さんに対し，様々な対症療法を試みても改善がみられないというケースがあった。臨床心理士が「患者さんの訴え」に耳を傾け，手厚い親身な関わりを続ける中で，次第に痛みが軽減されていくが，治療を終えようとすると症状は再発し，「終わりのない旅」が続いた。こうした例は珍しくない。まさに意識下から発せられる「からだが語ることば」であり，「表現する身体」なのである。こうした症状に対して，「疾病利得」（茂木，1992）という言葉で語られることも，この障害の特徴を物語っている。この患者さんの悲しみは無意識的な働きではあるが，わが身を削ることでしか自らの思いを表現できないのである。それでも表現したことで，とりあえずは周囲の人々の心配を得て，気遣ってもらえるわけである。これを疾病利得と言う。

てんかん様の発作をたびたび繰り返す患者さんがいた。脳波を取っても特に異常は認められない。真性のてんかんの場合，発作中は意識がないものだが，その患者さんには，うっすらと意識があることが見てとれた。また倒れる場所は必ず人が通る場で，気づかれる可能性が高いことも特徴であった。こうした症状は，繰り返す中で周囲から「またか！」と嫌悪されるなど，必ずしも「疾病利得」は長続きしない。抑圧された他者への甘え，他者からの愛情を希求する内なる声を，自ら素直に表現できるようになることが，支援の目標となる。これは，自らの欲望を抑え，他者のために親身になって働く「頑張り屋さん」に多く見られる症状である。

「身体表現性障害」は，身体症状を訴え続ける精神障害であり，扱う診療科は主として精神科である。これに対し，心身症は精神疾患ではなく明らかな身体疾患であり，扱う診療科は主として心療内科である。

【参考文献】
American Psychiatric Association, *Diagnostic and Statistical Manual of Mental Disorders, Fifth Edition*, American Psychiatric Publishing, 2013. 邦訳　高橋三郎，大野裕監訳　DSM-5 精神疾患の診断・統計マニュアル　東京：医学書院，2014
茂木洋　ヒステリー　氏原寛，小川捷之，東山紘久他編　心理臨床大事典　東京：培風館，1992：850-852
ブロイアー J. フロイト S. 金関猛訳　ヒステリー研究 – 上・下　東京：筑摩書房　2004

第3節

思春期危機と非行
非行が問いかけるもの

芦澤　俊

1. はじめに

　非行少年というとぶっきらぼうで近寄りがたい印象を与えるが，じつは，非行少年が示すぶっきらぼうさは，「どうせ自分の気持ちは人には分かってもらえない」という心の癖が態度に表れたもので，相手が自分を受け入れてくれるかどうかを試そうとする甘えの変形した一種のすねであることが多く，そこには愛情欲求が垣間みえる。

　この点，盗みなどの反社会的行動の原因について，ウィニコット（2005）は，ある時期まで注がれていた愛情を剥奪された喪失感にあると指摘している。子どもは，思春期になると生活領域や対人関係を広げ，自分の内的世界を持ち始める。それまで親に守られていた領域を離れての自己の再編や自立の試みは，子どもにとっては非常に強い不安を生じるが，親に頼ることにも抵抗があり，依存と自立の葛藤に苦しみ，親に不安をぶつけるようになる。親は，それまで従順だった子どもの変化に戸惑い，否定的な感情を抱きやすい。

　それまでの親子関係の基盤が脆弱だと，子どもは，自分を受け入れてくれていた親の愛情を喪失したように体験し，不安を抱えきれなくなって非行という形で行動化することがある。本節では，非行の背景について，思春期の発達課題，家庭の機能不全，学校・職場等での不適応という観点から整理し，非行少年と関わる上での留意点を述べる（紹介する事例は，複数の事例を組み合わせた架空の事例である）。

2. 自分探しとしての非行　思春期危機と未解決課題

(1) 思春期・青年期の発達課題

　思春期・青年期の発達課題は，自己同一性を確立し，親から独り立ちをしていく準備をすることである。ところで，非行がピークを迎えるのは，15〜16歳であり（『司法統計年報』），加齢とともに次第に減少していく。このピークの多くを占めるのは，高校受験を控えながら挽回不能なほど学業面で遅れ，周囲に取り残されたと感じている者，及び高校生活になじめず早期に中退する者などである。まさに将来の方向性を見失い，否定的な自己像を自我の中に統合できずに強い不安を抱き，自分のありようを試行錯誤する中で非行に至っている。そこで，まず，思春期の発達課題を整理してみたい。

　中高生時代は，第二次性徴を迎えて性と出会うことからくる不安や悩みが生じる。男性は体の内からわき上がる性衝動とその制御に戸惑い，性に対するあこがれと同時に恐れや不安を抱く。また，自慰行為にふけることや親に秘密を持つことに罪悪感を抱いたり，身体的な発育が早い・遅いということで劣等感を抱くなど，不安定になりやすい。女性も初潮を迎え，月経は不快感をともなうので性に否定的，あるいは両価的（両立しない矛盾がある状態）な感情を持つことが多い。また体が成長するにつれ，男性の性的な関心を惹くようになることを罪深く感じるなど，体の変化を受け入れる過程で様々な困難を抱えやすい。男女ともに身体的変化を自分のものとして受け入れ，新しい身体イメージを作り直し，性同一性を獲得していかなければならない。

　また，性衝動の高まりによって，衝動性，攻撃性も高まるが，衝動をどこまでコントロールできるかは，児童期までに自律性がどの程度育まれているかに左右される。子は，保護者により外的に規制される中で，次第に内的に自分を統制する術を身につけ，保護者により抱えられ感情を調整してもらう中で，自分で感情を調整する術を身につける。さらに自分の心的過程について，もう一つの目でみつめる能力を得るにしたがい，自分の感情や行動に対して，場面や状況に応じた意識的統制が可能になっていく。そして，学校の課題などに，不安や退屈などの感情を抑えて，あるいは他の余計な思惑や雑念を排除して，集中して取り組むことができるようになること（勤勉性を身につけること）が重要となる。しかし，親の子どもへの過干渉や体罰，また否定的な感情が強い場合，子どもの行動の制御が不全に陥りやすいことが指摘されている（無藤，2013）。

中学生になると，様々な観点から相対的に物事を考えることができるようになり，抽象的に理解する力や，自分をもう一つの目でみる力も育ってくる。そのため，それまで拠り所にしていた親や学校の先生の物の考え方に矛盾があることに気付いてくる。そして，親と距離を取り始めて，自立を試み始める。反面，親によって守られていた領域を離れることは心許なく，自己の再編は内面での孤独な作業であることから，非常に不安が高まり，自立と依存の両価的な葛藤に陥りやすい。そのため，親への甘えを含んだ反発を示すという矛盾した言動を示すようになる。このような言動は，第二次反抗期と呼ばれるように，大人の常識を批判したり，親に反抗して自己主張したりしながら，それまでに様々な人々から取り入れた知識や価値観を試し，改めて自分のものとして統合していくものであり，この時，親が，子どもの求める対決を受けて立ち，悩みながらも，必要な時には社会規範を示して「壁」になることで，子どもは何が大切かを体感し，その価値観を自分のものとし，同時に，このようなぶつかり合いの過程を通じて，自己表出の仕方を調整することを身につけていく。しかし，矛盾した言動に，親がどう対処してよいのか戸惑い，次第に消耗して，子どもに否定的な感情を抱くようになると，子どもにとって愛情の喪失という体験になることがある。

　また，自分のありようを模索する際に，同年代の同性の友達との交遊が非常に重要な意味を持つ。小学生の頃はワイワイと一緒に行動をすることで仲間との一体感を得て，時には逸脱もして，攻撃性の発揮の仕方や制御の仕方を学習していく。中学生の頃から，理想や価値観を共有できる相手，あるいは性格や境遇などが似た相手，腹を割って話せる相手を求めるようになる。そして，身体的な変化にともなう不安や悩み，家庭や学校で感じる不安や悩みなどを共有して癒やされたり，あるいは，友達の人柄にあこがれ，模倣したりして，対人接触技術を身につけ，あるいは，相手に映る自己像をみつめて修正しながら，自己イメージを形成していく。

　反面，非常に自意識が高くなるため，友達との間のほんの些細な行き違いや気持ちのずれに大きく傷つき，対人関係に思い悩む場合もある。それまでに身につけた対人関係の術だけでは人とうまく交われなくなり，自分のありようが問い直され，新しい自分づくりを模索するのだが，ここに一つの危機が訪れやすい。

　このような対人関係の悩み，自分のあり方の悩みは，言葉にうまく表せないし，自立心，自尊心も芽生える中，親や友達にもなかなか相談できる性質のものではない。そのため，非常に孤独を感じやすく，家庭等の環境に守られていないと，

自分を内的に支える必要が生じて，この時期の子どもは，自己愛的な心性が非常に目立つようになる。自己像が肥大化して，現実離れした万能感を抱いたり，逆に自分は取るに足らないちっぽけな存在だと感じて，極端に自分を卑小化したりして，強い劣等感にさいなまれる場合がある。そのために人との関わりを楽しむゆとりがなく，些細な刺激に傷ついたり，おびえた態度からいじめを招いたりしてしまう。時には外界に圧倒されて脅威を感じ，引きこもって自分を守ろうとすることもある。

　こうした内的な不安も，言葉で表現ができるようになるにつれ，次第に自分で抱えられるように成長していく。16歳を過ぎると次第に非行が減少していくのは，一つには自分の今後の道筋がみえてきて，あるいは対人接触技術が次第に身につき，さらには自分で不安を抱える力が次第に付いてきて，自我が次第に強さを備えていくことと関連していると思われる。

(2) 思春期危機（発達上の未解決課題）と非行

　非行には，児童期（さらに早い場合には幼児期）から万引きなどが早発する累非行性が高いタイプと，思春期危機に際して混乱し自分を見失う中非行に至るタイプに大きく分けることができる。前者にあっては，多動，注意散漫，情緒不安定，高い衝動性・攻撃性などを特徴とする問題行動が，児童期早期から観察される場合が多い。親の虐待など不適切な養育の結果として，このような問題行動が生じる場合もあるほか，子どもの頃からの扱いにくい気質への反応として，親から不適切な養育が引き出される場合もある。親の虐待や不適切な養育が背景にある場合，子どもは様々な未解決課題を抱えてしまう。即ち，親から虐げられた少年は，自分の存在そのものも受け入れられないような強い不安を抱いている。愛着対象による支えも得られないため，不安を自己調整する術を身につけにくく，情緒不安定，多動で，時にパニックを起こす。そのため学校でも周囲のひんしゅくを買いやすく，不安から学業に地道に取り組むことも苦手で，劣等感を抱きやすい。親に愛されない不安に直面するのを避けるため，感情を意識に上らせないようにしたり，思考を停止したりして，感情や思考が十分機能しなくなる。

　さらに，本来自分を心の中で見守ってくれる愛着対象の心的イメージ（内的作業モデル）も十分に形成されないため，共感性が育まれにくくなる。むしろ，目先の体罰や拒絶を恐れ，それを回避することにエネルギーを費やし，道徳的な判断力も養われにくくなる。思春期になって，自己同一性を確立する上でも，その

基盤となる自己イメージや自己の感覚が脆弱で，混乱しやすく，愛着対象が安全基地として機能しないため，自立することに強い不安を抱きやすい。さらには，基本的な信頼感が育っていないために対人関係も不安定で，孤独感を抱きやすく，何をやってもうまくいかないという閉塞感に陥りやすい。

　思春期危機から非行に至る少年の場合，自分や親を客観視できるようになり，親から距離を取って自分のありようを見直し，自己同一性を確立して，自立をしていく際に，親の支援を，自立を妨げるものと少年自身が被害的に感じやすい。他方で，自立や自己の再編は，自分一人で行う内的な作業であるために，不安や孤独感が高じて，親に依存したい気持ちとの間を揺れ動く。しかし，自立とは，親を頼らないことだと気負って，依存心を抑圧してしまい，自分で不安を抱えきれなくなり，非行に至る例が多い。

　このように思春期は，自立や自己再編の課題に直面し，大きな揺れを体験する。非行少年の場合，その時に支えとなる愛着対象との関係が不安定で，社会化する過程で様々な困難を抱え，傷つき，自己否定的なイメージを抱くが，それを自分で抱えきれなくなって行動化する。それは否定的な自己であっても自分や親が受け入れられるかどうかを試し，自我に統合していく試みに感じられる。

3. 少年の自立を支える精神的基盤としての家族とその機能不全

　上述のように，思春期危機に直面した時，少年の自我の強さが試されるが，同時に少年の自我を支える精神的基盤としての，家族の在り方も問われることになる。

　家庭は，家族が同じ空間で時間を共に過ごすところである。寝食，生活を共にする中で，喜びも悲しみも共にしていく。そこでは一種の共有体験が生まれ，共同体意識が自然と生まれてくる。さらに家族から自分が必要とされているという実感が，個々の家族員を支えていく。自分の存在それ自体が，何かに貢献していると感じられる体験の源と言ってよいかと思われる。

　また，一つの物をみんなで譲り合って使い，相互に相手を気遣う中，自然とルールを身につけていく。さらに，転んで泣いている子どもに対して，親が「痛かったね」と声をかける。あるいは学校で友達とけんかして帰ってきた子どもに，親が「それはつらかったね」と言って話を聞く。そうすると，その子は，感情が受け止められて，自分の内部に生じた不快感の中身が同定され，共有（社会化）さ

れる体験をすることになる。そこで，人との共感性が養われていく。さらに，子どもの確かな成長を願って「でも叩くのはよくないよ」と一言釘を刺す。それによって，社会的に許される行為か否かも理解し，行動を制御すべき術を身につけていく。

　このように，家庭においては，子どもの不安を抱え，心情を安定させる母性的な機能と，子どもの健やかな成長を願うまなざしから生まれる確かな規律を示す父性的な機能とが，ほどよくいい按配で子どもに提示されていく必要がある。しかし，非行少年の家庭の場合，親が何らかの未解決課題やストレスを抱えていて，これらの機能を十全に発揮できず，子どもの自然な成長を阻害している場合が多くみられる。以下にいくつか例を挙げてみたい。

　まず，保護者が精神疾患，経済的困窮，精神的未熟さ，常識やわきまえ不足，問題対処能力不足等から親の役割を果たせていない家庭がある。家庭内文化に偏りがあり，社会規範を学ぶ基盤として十分機能していないし，家庭で身につけるべき相互的な感情交流の面でも多くを期待できない。

　次に，暴力的，支配的，拒否的な保護者の一群がある。暴力的な親の場合，暴力にさらされてきた子どもは，自分の気持ちをなかなか言えなくなってしまい，自分の欲求を感じること自体をも抑圧してしまう。そして，暴力から身を守ること，その場をしのぐことに神経を張り巡らせるようになり，何がいけないのかといった，問題の本質を理解できなくなり，同じ失敗を繰り返す。そうした態度が親を刺激し，怒りを買う悪循環を招き，子どもは思考停止状態のまま，即行的，反射的，衝動的に行動するようになり，落ち着きのない行動が目立つようになる。支配的な親の場合も，子どもは自分を出さないほうが親と衝突せずにすむため，主体性が損なわれてしまう。

　拒否的な親の場合も，子どもは，自分は愛されるに値しない存在だと自己否定的になり，傷つくことを恐れて猜疑的，回避的になり，人に対する基本的な信頼感を養えない場合が多い。

　また，子どもに手がかからなかったとか，子どもの主体性に任せてきたと述べて子どもを放任し，子どもの感じていた寂しさや不安に対して感受性の低い親の一群がある。ひとり親家庭で生活に追われる，あるいは，両親が不仲で主な養育者に心の余裕がないなど，親の都合で育児にエネルギーを割けない場合や，親が自律的な判断力に乏しく，子どもに甘く，なれ合い過ぎてしまう一群である。

　放任され，親から関心を払ってもらえなかった子どもは，基本的な生活習慣の

習得が遅れ，学校生活でも規律を守れず，集団生活に支障をきたす場合がある。また，親に関心を向けてもらえないために，寄る辺ない不安を感じ，強い孤独感を覚える場合がある。さらに，親の期待に応えて頑張ろうという意欲も持ちにくくなってしまう。

[事例A]
　夜間飲食店を経営する母に放任されて育った少年Aは，母に甘えたくても自立をうながす母に突き放されると感じていた。親の愛情を感じ取れないため，それに応えようとする気持ちもわかず，心に満たされない空虚感を抱え，自分の存在価値を感じられず，危険ドラッグに耽溺し，やがて店舗からドラッグを窃取するに至った。

　親が自律的な判断力に乏しく子となれ合いになっている場合，親自身も自分に甘く，浪費等がみられる。子も放縦になりやすく，生活習慣や道徳観が身についていないため，学校で不適応を起こしがちである。親も対応を求められ，慌てて子どもに口うるさく注意をするが，子どもの耳には一向に届かない。親は「何度言ってもわからない」と叱責して，子どもをますます遠ざける結果に陥っている場合も多い。
　このように，親が子どもをほめたりしかったりする時に，子どもの成長を願ってするよりも，自分の感情を発散させてしかったり，あるいは親として十分なことをできていないことを恐れて自分の不安から子をしかったりする場合がある。さらには，親の都合に合うように子をほめたりする場合がある。親の言動の裏に親の思惑が絡んでいたり，首尾一貫性がなかったりすると，子どもは大人の様子をうかがうようになり，自分の判断に自信を持てなくなる（滝口，1996）。
　また，親が子に密着している場合，親は子どもを対象化するゆとりがなく，過保護・過干渉になり，子どもは親の期待を過剰に感じ取り，次第に重荷に感じて息苦しさを覚えてしまう。
　さらに，物わかりのいい親の場合，子どもも親に親和的で，一見問題がないかに思われる場合も多い。しかし，だめなものはだめと明言してくれる親だからこそ，子どもは安心して自分を出せる。物わかりのいい親，自信に乏しく子どもに追従したり，曖昧な態度で言葉を濁したりする親の場合，子どもは，確かさを感じられず，不安になる。同様に，子どもの興味関心を育むという意図のもと，親

が先回りして保護を与えてしまう場合，子どもは，親は自分のためを思ってくれていると感じて，親に反抗しにくくなり，従順に振る舞って，主体性が損なわれる。人は，制約を受け，不自由を感じる中でこそ，あるいは，思いがけない失敗をしてそれを乗り越えることでこそ，心の成長の節目となる体験をする。しかし，たとえば物わかりのいい親は，そうした経験をする機会を結果的に奪ってしまうのである。

[事例B]
　大学生Bは，高校まで親の敷いたレールに守られ，従ってきた。そのため，自分を出すことが苦手で人と情緒的な交流を結べず，強い孤独感や劣等感を抱いていた。対人接触欲求と性衝動，自己表現欲求が相まって，アルバイトを終えて深夜帰宅する際の解放感や自由な感覚に気が緩み，自制を失って，痴漢行為と性器露出行為を繰り返した。

　このように，非行少年の家庭においては，子どもとの距離が近すぎたり遠すぎたりして，子どもの不安を抱える機能が作用しなかったり，子どもとの関わり方も一面的，一方的になって，子どもの心の自然な表出や自律を損ね，成長にかたよりが生じている場合が多い。

4. 学校，職場，交友関係　対社会的関係における傷つき

　本来，学校や職場は子どもの居場所となり，交友関係も子どもの気持ちを癒やす場になるが，非行少年の場合，居場所を失い，孤独感や疎外感を抱いている者が多い。
　児童期，とくに小学校低学年の頃は，生活に密着した形で自分の能力を発揮できる場面がある。学習内容も比較的生活に密着している。教える体制も学級担任制で，一人の教師がほぼ全教科を教え，学校生活全般に目配りできる。そのため，多少，学習面で遅れても，生活場面全般を通して，たとえば運動，ホームルーム運営や係活動，学校行事，さらには休み時間などに自分を表現できる場も得られやすい面がある。遊びの場面での創意工夫も，楽しく生活する知恵や能力として認識されやすい。そのため，多少多動傾向があっても，個性として許容される余地もある。

それが高学年になると，学習習慣の定着の度合い等により，学習能力にも差が表れる。さらに，生活場面で皆と同じ行動を取れないと，周囲と自分の違いを感じ取るようになっていく。
　中学生になって，思春期を迎えると，自分と周囲との違いにより敏感になる。学校では，教科担任制に変わり，生活場面と学習の関連度は低くなり，より抽象度の高い学習が進められ，将来に備えて学習能力を伸ばすことが求められるようになる。校区も広がり，新たな文化的背景を持った友達との出会いもあり，人との関係の保ち方も問い直される。生活面でも集団内での協調性がよりいっそう求められ，これを乱すと基本的生活習慣が身についていないというマイナス評価を受ける。小学校時代に基礎的な学力を身につけていないと学業面で遅れが目立つようになり，授業に集中できないために集団内でも浮いてしまい，自分は落ちこぼれだと劣等感を強める。学習の遅れは，そのままその人の能力全般の評価の低下を招くため，生活全般への向上心もそがれてしまう傾向がある。
　高校に入ると，教科担任制がより徹底され，学業がより重視される。また，生活場面では，校則に反すると謹慎，停学や退学等の処分も免れなくなる。校則に反した時や，欠席が続いて単位取得が危ぶまれるような時，学校の対応によっては，自分に対して学校の否定的評価が確定したように感じて，自尊心や心の中の歯止めが崩れ，一気に学業への意欲を喪失して，早期の退学につながることがある。他方で，学力や文化的背景などの面で同質の仲間を得られて，伸び伸びと高校生活を過ごす者もいる。
　高校を中退して仕事に就いても，ストレスや不安から雑念が生じて仕事に集中できなかったり，対人関係で衝突を繰り返し，すぐに離職を繰り返す者が多い。
　学校や職場に居場所をみつけられないと，同じような行動傾向の仲間と集まって過ごすようになる。友達といることで，自分たちが社会から取り残されていくような不安が紛れるのだ。そして，友達を支えにして，友達と同一化して価値観を取り入れ，不良文化に染まっていく。しかし，友達との関係もじつは不安定で，友達にバカにされまいと虚勢を張ったり，友達に認められようとして背伸びをしたりする。それほど居場所を失うことを恐れているのである。
　このように非行少年は，学校，職場で不適応を起こし，傷つき，自己否定的イメージを抱く体験が蓄積し，親にも周囲の人にも，期待も信頼も寄せてもらえないという疎外感，孤独感を抱き，自分を見失い，その不安を抱えきれずに非行として行動化してしまう。

5. 非行少年と関わる上での留意点

(1) 出会い　相手を尊重すること

　非行少年は，周囲から信頼も期待もされず，どうせ自分の気持ちは分かってもらえないと投げやりになっている。しかし，その背後には，自分のことを理解してほしい気持ちが隠されていると同時に，自分の欠点を暴かれるのではないかという不安も抱いている。そして，何を聞かれるかと身構え，答える準備をしているのである。だから，出会いにおいては少年が用意した入り口から入っていく心持ちが，とくに大切である。脚本家の倉本聰（2003）が「生身の生活に容赦なく飛び込むのはテレビだ。だから，テレビは茶の間ののれんをそっと上げて，『おじゃまします』と入る姿勢を絶対に忘れてはいけない」と述べているが，まさしくこの心持ちである。

　そして，その時に，少年が発した言葉の一つ一つを大切に扱うことが重要である。先入観にとらわれると，その言葉の意味や重要性を見落とすことがあるので，「平等に漂う注意」（フロイト）を払って聞くのである。そのためには，根底に相手を尊重する気持ちのあることが大切であり，その心持ちについて，神田橋（1997）は，「もともと顔みしりで，将来もずーっとつきあう間柄であったら，いまここで，自分はどうふるまい，なにを・どう語るだろうかと常に意識して，そのように行動するのを定石にするとよいのです」と指摘している。

(2) 面接の進め方について

　58歳の時にプロ野球打撃コーチから高校教師に転身した高畠導宏（NHK土曜ドラマ「フルスイング」，2008）は，コーチングの基本を「大きな耳，小さな口，優しい目」という言葉で表している。これは，非行少年との面接の勘所にも通じる。

ア．大きな耳（傾聴・共感）

　非行少年は，何度注意されても同じことを繰り返し，学校で不適応を起こす例にみられるように，多くの不安を心に抱えている。外界からの刺激を一旦心に取り込み消化することができず，心の表層で反応し，即行的に行動する。不安が心の大半を占めていて，他からの助言や指導もなかなか浸透しないと考えられる。

　そこで，非行少年の話の背後にある心情，とくに不安をよく理解し，受け止め，抱えてあげることが大切である（大きな耳）。抱えられることによって，苦しさ，

悲しさ，寂しさ，怒りなどの心の内を話すことが可能となる。そして，話すことで心の中のこだわりが解かれ，心の中に流れが生まれ，次第に話が深まっていき，内的な気づきを促進する効果が生まれる。そして，心の内を話すことで心が浄化され，外からの働きかけを受け入れやすくする素地がつくられる。

　ところで，深いレベルで相手の気持ちを理解し，受け止めるというのは，じつは大変厳しい作業である。非行少年が語る傷つきは相当に根深く，そこには様々な否定的感情がともなう。否定的な感情は，それを表出する少年も，それを表出される面接者も，それを受け止めるのに不安や苦しさがともなうが，そうした不安や苦しさに耐え，揺らぐことなく苦しい心の内に向き合う時，心の奥深くに通じることができ，少年とつながることができる。少年の非行の意味がなるほどと心底理解でき，少年の心情に共感できた時，少年にも面接者にも，新しい時空が開けたような感覚が広がるものである。

イ．小さな口（啐啄（そったく），主体性の尊重）

　このように，大きな耳で少年の心に添って受容に努めるが，面接者は，自分の心の動きにも忠実である必要がある。非行の原因や少年の課題はどこにあるのか，少年とともに模索する中で，少年の行動の中に違和感を覚える場面が浮かび上がってくる。「受容とは，必然的に対決を生む」（河合，1986）と言われるが，面接者の側に浮かぶ違和感を率直に伝え，少年に自分の課題に向き合わせる必要がある。その時大事なことは，少年の主体性を尊重することである。そのためには，少年の側にその問題を受け入れるだけの下地があるかどうか，少年の自分を変えたいという気持ちが掘り起こされているかどうかを見極めて，時宜を見計らって行う必要がある。即ち，アで前述した傾聴による地ならしがなされた上で，啐啄同時と言われるタイミングで，面接者にわき起こる心の動きを率直に，素材として提示するのである（自己一致）。少年と面接者の心の動きの違い，お互いの違いを違いとして提示し，向き合うのである。この時，少年は，自分で心の内を語ることで，もう一人の自分が自分をみつめる作業を行っているのであり，面接者は，その心の流れに新たな視点を提供し，対決するのだが，この時の介入は，「小さな口」であることが大切で，端的に違いを指摘し，少年が自分で主体的に考える余地を残すのである。この時の面接者に求められる心持ちは，鬼手仏心という言葉がよく表している。あるいは，「患者（相手）の内側から，本来ならば患者（相手）がそう思うように語る」（成田，1989）ことが大切である。

ウ．優しい目

　このように，面接者は，少年の心の動きに添うと同時に自分自身の心の動きにも耳を澄ます。その際，少年の態度や表情，行動をよく観察し，その意味するところを咀嚼し，読み解いていくことが大切である。非行少年は，言葉での表現がつたない場合が多く，面接場面で思ったことが言えなかったり，心の傷があって触れられるのを恐れたりするなど，何か居心地の悪さを態度や口調などで漂わせることがある。そのような時，面接者は，観察した少年の様子と自身の心の動きとを照合し，もう一つの目で，面接場面で生じていることをモニタリングする。少年が言うのをためらう時，じつは面接者自身も聞くことを躊躇して，それを少年が敏感に察知している場合も多い。面接者が自由になれないと，少年も自由になれないのである。そして，少年を問題に向き合うよう土俵に乗せるのである。それは大変厳しい作業だが，受容や共感の基にこのような細やかな観察がある時，少年は，面接者の確かなまなざし（厳しさに裏打ちされた優しさ・温かさ）・確かな関心を感じ取り，内的に支えられる。その際，面接の構造，枠組みを守りつつ，少年と節度ある距離を保つことが大切である。

【参考文献】

芦澤俊　非行少年の心理　津田塾大学健康余暇科学・ウェルネス・センター編　からだが語ることば－心身症・不登校・非行　東京：津田塾大学，2011：26-49

芦澤俊　非行　髙田知惠子編　子ども　おとな　社会－子どものこころを支える教育臨床心理学　東京：北樹出版，2010

NHK土曜ドラマ　フルスイング　森下直，関えり香，さわだみきお脚本　2008（原案：門田隆将　甲子園への遺言－伝説の打撃コーチ高畠導宏の生涯　東京：講談社 2008）http://www.nhk.or.jp/drama/pastprog/fullswing.html（2015年3月10日にアクセス）

神田橋條治　対話精神療法の初心者への手引き　花クリニック神田橋研究会 1997，22-23

滝口俊子　子どもと生きる心理学　京都：法蔵館，1996

無藤隆　子どもの成長発達をめぐる諸問題（上）家庭裁判月報 2013：65：1-50

倉本聰　TV50年－ブラウン管の記憶　謙虚に視聴者見つめて　朝日新聞　2003年5月14日

成田善弘　青年期境界例　東京：金剛出版，1989：143

河合隼雄　心理療法論考　東京：新曜社，1986
ウィニコット C. デイヴィス M. シェファード R. 編　西村良二監訳　ウィニコット著作集 2　愛情剥奪と非行　東京：岩崎学術出版社，2005

コラム　発達障害と健康

岡　伊織

　ずいぶん以前のことになるが，Bさんという女性が進路変更を希望して相談にみえた。初めてお会いした時，Bさんの表情はうつろで，問いかけに対しても反応がにぶく，落ち着きなく体を前後に揺らし続けていた。そんな様子を見て，何らかの精神疾患発症の可能性も考え，「今は進路相談どころではないのでは……」と心配した。しかし，本人の話を聞きながら，混乱した状況の整理を進め，具体的に何ができるかを話し合っていくと，どんどんと表情がしっかりしてきて反応が良くなっていったことに驚いた。結局，Bさんは希望通りの進路変更を成功させたのだが，その時には最初に会った時とは別人のような表情と話しぶりになっていた。

　発達障害，中でも自閉症スペクトラム（ASD）のある人には，このような振れ幅の大きな変化がしばしば起こる。ASDは，言葉がなく，人との交わりを持とうとしないように見える重度の人から，障害があることもわかりづらい軽度の人までを含む連続体であるが，Bさんなど，彼女の調子の良い時にお会いしていたら，背後にあるASDには気づかなかったかもしれない。しかし，そんな軽度の人でも過大なストレスがかかって緊張や不安が高まった時は，ASDの特徴が一気に表面化し，社会生活に大きな支障が出てくる。ここでは，このようなASDが軽度の人の抱える問題についてふれたい。

　発達障害では，生まれつき脳の発達特性が通常（majority）と異なっており，目や耳から入ってくる情報の処理や認知がうまくいかなくなることで，様々な問題が生じてくる。例えば，ASDの場合，自分と人との関係を正しく理解することや，いろいろと異なる心境を想像することが苦手で，それゆえに不適切と感じられる行動をとりがちだったり，相手の言動に深く傷ついたりすることになる。また，状況が突然変わったり，白黒はっきりしない状況を楽しんだりするのが苦手なため，予定外の出来事に動揺したり，かたくなになったりもする。もちろん，ASDがなくても場にそぐわない行動をとることもあるし，自分に向けられた言葉に落ち込んだり，曖昧な状況には不安を感じたりするが，ASDがある場合，反応の振れ幅が大きく，時間的経過によっても不安，緊張，怒りが軽減されていかないという特徴があり，本人の混乱はより大きくなる。また，ASDの人には感覚過敏や，タイムスリップ現象と呼ばれるPTSD様の症状がある場合が多く，それらが影響を与えることもあって，状態をより複雑にする。

　感覚過敏とは，音，光，味，匂い，触感など，受け取った刺激をうまく情報処理し，

適切な思考，感情，行動につなげていくことの困難である。集団生活では，ざわつく人の声や，部屋の灯りなども過剰な苦痛となって知覚され，耐え忍んでただその場にいることしかできなくなる場合もある。また，タイムスリップ現象とは，音や匂いなどのちょっとした刺激がきっかけで，過去の嫌な体験がまざまざと目の前に蘇る(フラッシュバック)症状であるが，これが起きると，忘れたいことも忘れられない苦しさが続いてしまう。いずれも，緊張や不安が高まると症状が悪化するので，ストレスをためず，安心感を得ることがとても重要だ。ASDの障害は軽度でも，感覚過敏やタイムスリップ現象を経験している人は少なくないことが丁寧に話を聞いてみるとわかるが，中にはこちらが尋ねて初めてそのことに気づく人もいて，驚かされる。「他の人たちも同じように我慢しているのかと思っていました……」と語ったある女性の言葉が忘れられない。

　ASDが軽度であれば抱える問題も軽いかというと，必ずしもそうではない。軽度の人は，摩擦や失敗が生じてもそれにASDの特徴が関係しているとは考えず，原因は「努力不足」や「性格の問題」と自分自身を責め，極端に低い自尊感情を持つ傾向にある。また，周囲の人も「できるはずなのに，どうして？」と期待するため，現実の自分とのギャップに苦しみ続けることになる。しかし，実際の状態は上述したようにとても複雑で，「自分を変えよう」と努力をしてもほとんど変わらず，自己否定感が募っていくという悪循環に陥る。軽度の人は，うつ病などの二次的な疾患に陥るリスクが高いのも，このような状況と関連していると考えられる。

　健康とは，病気や障害の有無にかかわらず，その人がその人らしく生きられている状態である。ASDのある人はなかなかそれを実現しにくい状況にある。それゆえに，ASDの特徴を持つ自分を理解し，それを含めた自己肯定感を育てていくことが，とても大切なこととなるのである。

コラム　女性とアサーション
自分らしい表現とは

吉村　麻奈美

　あなたは，自分の言いたいことがどのくらい言えているだろう？　言いたいことが言えない，という悩みは，日常の中にしばしば潜んでいるかもしれない。その相手は親であったり，友人であったり，他者全般であったり，様々であるかもしれない。近年の大学生は他者に配慮し，対立を避ける傾向を持っていて，そういったたぐいの対人ストレスが生じやすいのではないかと言われている。また，「言えない」と感じるときは，イライラや鬱憤，自分を情けないと思う気持ちなどが生じやすい。そんな気持ちが繰り返し想起されるとか，頻繁に感じられるということが，その人の悩みや行動，症状などと関係することもある。

　アサーション，という概念がある。それは，「自分の気持ちや相手への希望などを，なるべく率直に，しかも適切な方法で表現すること」（平木，1993）というもので，この場合の「適切な」とは，自分のことを大事にすると同時に相手のことも大事にする，という相互尊重の精神を含んでいる。そして，アサーションを体系的に学ぶ一連のトレーニングをアサーション・トレーニングと呼ぶ。アサーション・トレーニング内で説明される表現には，三つのタイプがある。直接的攻撃あるいは間接的攻撃をし，自分の考えや感情を相手にぶつけたり，非難して優位に立とうとしたりするタイプは「攻撃的／アグレッシブ」，内面には何かを感じたり考えたりしていても，それを外には出さないか，出したとしても伝わりにくい言い方をするタイプは「非主張的／ノン・アサーティブ」，そして自分の権利を守りながら他者の権利も考慮に入れ，なるべく率直に，互いが納得いくように話せるようなタイプが「アサーティブ」である。

　アサーティブになれないことには，さまざまな要因が考えられる。そもそも自分が言いたいことが把握できていない場合や，何らかの思考が邪魔をしている場合，それから，自分の望まない結果や失敗を恐れる場合もあるだろう。実際，相手の反応をコントロールすることはできないので，断られることもある。しかし，何も言わなければ，自分の意思が伝わることもない。もし言っても伝わらなかったら，もう一度伝え直せばいいし，断られても「伝えられた」ことをもっと肯定的に捉えてもいいのではないだろうか。また，言うためのスキルが不足している可能性もある。自分が言いたいことを言う機会が圧倒的に少なかった人は，言いたいことに気づいていても，言い方がわからないという

事態に陥ることがある。そういう人は，これから訓練していけばいいだけのことである。ただし，言いたいことをいつでも「言わなければならない」というわけでもない。自分の意見を把握したうえで「言わない」という主体的判断を行うならば，そのことにも十分に価値があるだろう。アサーション・トレーニングにおいてはこういった背景要因も探りつつ，アサーティブになるための自分らしい表現を考えてゆく。

　実は，このアサーション・トレーニングは，女性の問題とも関係の深い歴史を持っている。アサーション・トレーニングの発祥は1950年代のアメリカで，もともとは，対人場面が不得手な人のための援助の一技法であった。その後，そういった人の問題は，自己表現を妨げるような社会的立場とも関連することがわかってきた。その一つに，フェミニズムの問題があった。1970年代に女性解放運動が隆盛期を迎えるまで，男女間には大きな不平等が存在し，女性のアサーションは迫害されていた。アサーション・トレーニングは，この問題の解決に貢献しているのである。1975年初版の『アサーティブ・ウーマン』の著者は，受身的で自己否定的な行動パターンを女らしさの表われとして捉えるよう教育されてきた女性たちが，アサーティブになることによって自尊心を高めていったことに触れている。現代においても，ひと昔前ほどではないにせよ，求められる女性らしさというものが暗黙にある場合があり，そのためにアサーションが阻まれることもあるかもしれない。ジェンダーの問題に無意識に捉われていないか，いたずらに自己卑下をしていないか，気づこうとすることは現代においてもきっと大切なのではないだろうか。

　既述のように，アサーションはスキルにとどまらず，生き方やその人らしさと関わるようなものである。アサーションの問題は，問題行動や不適応，ときに精神疾患や社会現象にも関わりうることのように思う。また，「言えない」場面に建設的に対処し，自分を大切にしようとすることは，自分だけでなく他者を尊重する姿勢に通じてゆくことでもある。アサーティブになることとは，換言すれば個人の主体性を尊重し育成することであり，つまり自尊心を高めるということにつながってゆくのだろう。……さてあなたは，言いたいことがどのくらい言えているだろうか？

【参考文献】
平木典子　アサーション・トレーニング－さわやかな＜自己表現＞のために　東京：日本・精神技術研究所，1993
フェルプス S, オースティン N　園田雅代，中釜洋子訳　アサーティブ・ウーマン　東京：誠信書房，1995

おわりに

　津田塾大学における「健康教育」の歴史は，1935年，本学の卒業生である村井孝子先生が，当時の学長であった星野あい先生の命によりアメリカに留学し，体育学，健康学を学んで1937年に帰国し，本学での教鞭をとられたところから始まったと聞いている。「健康教育」の意味するところは，長年，村井先生とご一緒に仕事をしてこられた，山口順子先生の第1章「健康教育のはじまり」にゆずる。

　筆者の専門は臨床心理学であり，本学にはウェルネス・センターの初めての教員職身分の専任カウンセラーとして1984年に採用された。当時，文部省の方針で，国立大学には保健管理センターに教員職の専任カウンセラーは配置されていたが，私立大学では極めて珍しく恐らく全国でも1，2番目の導入ではなかっただろうか。30年経った現在でも私立大学で教員職の専任カウンセラーが配置されているのは1，2校増えただけではないかと思われる。

　このことは本学の創設者である津田梅子の教育理念である「自立した女性を育てる」，「自立した女性とは all-round woman であること」と切り離しては考えられない。二代目ウェルネス・センター長（当時は保健センター）であった江尻美穂子は，『津田塾大学100年史』（2003）の中で，ウェルネスとは，「日本古来の『武士は食わねど，高楊枝』式の考え方や，知育がまず尊重されて体育はその下位にあるという考え方ではなく，人間として，心も身体も魂も全体的に同等に大切に考えられ，バランスよく向上させる必要があるという主張であって，開校当初から，週に一度の生理学の授業が行われており，塾長の梅子自ら生徒と一つ屋根の下に起居して生徒の健康状態にも気を配っていた」と述べているように，大学全体に伝統的に，学生の「生きる力」を育む風土が備わっていたと考えられる。1964年には，アメリカでカウンセリングを学んで帰国した卒業生の平木典子が学生部で学生相談を開始し，翌1965年には試行的に UPI（University Personality Inventory: 大学生精神医学的チェックリスト）が施行され，今日まで継続している。

こうした背景の中で，筆者も健康余暇科学科目の一員として健康教育の授業に携わってきた。学生たちの「生きる力」を育てる核として，日々のカウンセリング実践から導き出されてきたことは，それぞれの学生が確固とした「わたし」をもつことであった。確固たる「わたし」をもてるということは，「自らの命への肯定的まなざし」の獲得に他ならない。

　アメリカの臨床心理学者であるカール・ロジャーズ（Rogers, C. 1902-1987）は自己に適応する姿として，「経験に即さないで意識化された自己概念」と「意識化されない経験」の一致，すなわち「頭で考える自分と身体が感じている自分」が一致しているか否かが，重要な鍵を握っていると述べている。

　「自己への適応」とは上述した「自己一致」に他ならず，「あるがままの自己」を信頼し，慈しむ姿である。相談室を訪れる学生たちは，「身体が感じている自分」に耳を傾ける余裕がないほど，「頭で考えるあるべき自分」に押しつぶされてしまっている状態と考えることができる。その結果，身体・態度・行動に様々な軋み・歪みが生じる。それこそが「症状」に他ならない。精神科医の渋谷恵子先生は，「摂食障害を抱えた学生が，折れそうな身体で炎天下のよさこい祭りで踊り切ったとき，顔つきに大きな変化が現れ症状が改善された」と述べている（2010年津田塾大学における講演）。夢中で踊る喜びの中で，それまで乖離していた頭と心が一体化し，「自己不一致感」が解消されたと考えられる。

　2014年にまとめた46年間にわたる，本学におけるUPIの経年変化から，極めて興味深い結果が得られた。一貫して上昇し続けている選択項目は，60項目中，「他人の視線が気になる」，「なんとなく不安である」，「頸すじや肩がこる」，「気にすると冷汗が出やすい」の4項目であるのに対し，46年間変わらず50～70％の高い確率で選択されている項目が「気分が明るい」であった。まさに最近の若者に対する批判の的そのものである。個性の時代とはいわれるが，周囲のまなざしは厳しく，今を少しでも楽に生き抜くためには「他人の視線を気にする」ことが不可欠であり，「明るく」生きていることを装わざるを得ないのだ。「1人でいるほうが楽」だけれど「友だちのいない人」と周囲から見られることの辛さのほうがもっと辛い。その結果，無理をしてでも皆の中にいようとする。その状態とは「自分でない自分を生きる」姿であり，身体には違和感が広がり「不安」が生じる。こうした学生たちに対してカウンセリングの中では，学生の極めてささやかな内なる声を支持し，育てていく。

　最近，「発達障害」，中でも「アスペルガー障害」という言葉が広く社会に知れ

渡るようになった。これは「発達障害」の中でも「自閉症スペクトラム」，その中でも知的障害・言語障害を伴わない自閉症であり，義務教育における特別支援教育が行き届くようになって，大学にも多くのアスペルガー障害と思われる学生が入学するようになった。本学でも例外ではないが，入学前に診断を受けている学生はほとんどいない。それは，学校社会では成績が良ければ，それ以外の点で多少心配なことがあっても問題視されることは少ないからである。が，彼らは例外なく「いじめ」の対象となっていることも事実である。その背景には，発達障害特有の凸凹発達故の，勉強ができるのに，態度・行動は「わがまま」，「不真面目」といった誤解を招きやすいという問題があるからである。本人にとっては納得のいかない，理不尽ないじめであり，教師からも友人たちからも陰険な仲間外れにあい，その体験が消えることのない心の傷となり，自己否定感が増大する。彼らの苦しみは，発達障害そのものから来る苦しみ以上に，周囲の無理解を少しでも緩和しようとするために自分自身を偽った結果である。その結果生まれるのが二次的障害としての心身のトラブルである。

　2000年に杉山登志郎が発表した「軽度発達障害」という概念によって，それまで「わけのわからない」態度や行動と思われ，親が非難の的になっていたアスペルガー障害等に明確な診断名が与えられたことは，大いに評価されるべきだと思う。一方，社会の許容範囲がどんどん狭められ，いわゆる「普通」の幅が縮小されていくことをどう考えたらよいか，大きな課題が残る。

　筆者は授業の始めに必ず「正常と異常」，「健康と病気」について，学生に考えてもらう。人間はこの世に生を受けたときから，いや受ける前から，それぞれが異なった特質を備えており，民族も違えば性も異なる。背が高い者もいれば低い者もいる。貧富の差もある。個人的努力によって是正されるものもあるが，そうでないもののほうが圧倒的に多い。このように「差異」があるのは当然のことだが，ここに価値観が加わると「差別」が生じる。往々にして「健康」の概念も価値観と密接に結びつきやすい。多くの場合，社会における多数派が力を持ち，多数派の論理が少数派を圧倒する。「多数決」は，物事を決める際に用いられる最も簡便な手法である。他により良い方法が見つからないので，とりあえず便宜上用いるというならそれもありであろう。しかし，これが高じると多数派が「普通」となる。その結果，普通でない人は価値の低い人として扱われ，差別の対象とな

る。「正常と異常」の境界も然りである。

　筆者は「健康教育」の授業の中で，ラインホルド・ニーバーの「神よ　変えられないものを受け容れる心の静けさと　変えられるものを変える勇気と　その両者を見分ける英知をお与えください」を学びの中心に据えている。言い換えれば「平等と画一」の区別である。

　中心的テーマとしては，「障碍」とは何かということである。確かに「障碍」があるとこの社会では生き難い面が多々あり，「障碍」はないほうが便利かもしれない。しかし，障碍者は生きる価値がないという「優生学」的思想が，今日もなお根強く支配していることも事実である。胎児診断も本来は先天異常の早期治療が目的であったはずだが，その主旨は生きているのだろうか。不妊治療の名のもとに行われている体外受精，遺伝子操作，代理母出産，卵子売買等の生殖医療についても「目の前の患者が望むから……」というそれだけの理由で，推進されてよいものだろうか。子どもは「天からの授かりもの」ではなく「人為的に作るもの」となってきたとき，「障碍」は個人の責任として返されかねない。

　できないことができるようになることは，科学の進歩の証である。しかしそこには，やってよいこととやるべきではないことの確かな線引きがあるはずではないだろうか。

　こういったあるがままの命を慈しむまなざしを，筆者は「健康教育」の中で最も大切に伝えてきたつもりである。

　本書は2008年から3年間にわたって受けることができた，教育・学習方法等改善支援費の助成により，健康教育の授業用に作成された3冊の小冊子がベースとなっている。

　1冊目は『摂食障害』，2冊目は『心身症・不登校・非行』，3冊目は『アスリートと社会の課題』である。

　本書の副題を決める際，「からだが語ることば」が最も相応しいと考えた。しかしこの言葉は演出家の竹内敏晴の言葉である。竹内は劇団ぶどうの会，代々木小劇場を経て竹内演劇研究所を開設主宰し，演劇創造とともに障害者療育にもかかわり，「自分が自分らしくない」と感じる人へのレッスンを多く手掛けてきた。彼はその仕事を「絶望に抗い，反乱した身体を内的な調和にまで持ち来たし，『人間に成る』仕事を手助けする」と，その著『からだが語ることば　α＋教師のた

めの身ぶりとことば学』（評論社，1982）で述べている。

　こうした経緯を経て，われわれは本書の副題を「表現する身体」とした。本書が「躍動し表現する身体」も「絶望に抗い，反乱した身体」をも包含した，個々人のあらゆる身体問題を考える契機となり，「自分が自分らしく」生きられるための一里塚となれば，望外の喜びである。

　2015年4月

　　　　　　　　　　　　　　　　　　　　　　　　　　　　山崖　俊子

あとがき

　本書は，津田塾大学の必修科目「健康余暇科学」が展開する「健康教育」（2年次必修）の教科書を意図して編まれたものである。編著者である山崖俊子先生と山口順子先生は，長年，本学のウェルネス関連の教育・研究に従事してこられた。お二人をはじめとして，「健康教育」や「ウェルネス研究」を担当している教員が執筆したが，1997年から始まったウェルネス・センター主催の公開講座において講演を依頼した先生方のお力もお借りした。お忙しい中，ご執筆くださった先生方に，この場をお借りして心よりお礼を申し上げる。また勁草書房から刊行するにあたって，大変お世話になったフリーの編集者中野葉子さんに改めてお礼を申し上げたい。
　健康にかかわる様々な問題を，多様な身体の表情を通して読み解くことを目的とした本書が，一人ひとりの生き方を切り拓いていく手助けになれば幸いである。

　2015年4月

井上　則子

　なお，この本の出版に際しては，津田塾大学より2015年度特別研究費（出版助成）を得た。

健康教育
表現する身体

2015年4月20日　第1版第1刷発行

編者　山岸　俊子
　　　山口　順子

発行者　井村　寿人

発行所　株式会社　勁草書房
112-0005 東京都文京区水道2-1-1　振替 00150-2-175253
（編集）電話 03-3815-5277／FAX 03-3814-6968
（営業）電話 03-3814-6861／FAX 03-3814-6854
本文組版 ミツイクリエイティブ・平文社・中永製本所

© YAMAGISHI Toshiko, YAMAGUCHI Junko　2015

ISBN978-4-326-25103-2　Printed in Japan

JCOPY ＜(社)出版者著作権管理機構 委託出版物＞
本書の無断複写は著作権法上での例外を除き禁じられています。
複写される場合は、そのつど事前に、(社)出版者著作権管理機構
（電話 03-3513-6969、FAX 03-3513-6979、e-mail: info@jcopy.or.jp）
の許諾を得てください。

＊落丁本・乱丁本はお取替いたします。
http://www.keisoshobo.co.jp

浅野千恵
女はなぜやせようとするのか
摂食障害とジェンダー

四六判　2600円
65189-4

乙部由子
女性のキャリア継続
正規と非正規のはざまで

Ａ５判　2800円
60232-2

山根純佳
産む産まないは女の権利か
フェミニズムとリベラリズム

四六判　2400円
65297-6

山根純佳
なぜ女性はケア労働をするのか
性別分業の再生産を超えて

四六判　3300円
65352-2

北村　文
日本女性はどこにいるのか
イメージとアイデンティティの政治

四六判　2600円
65339-3

松本彩子
ピルはなぜ歓迎されないのか

四六判　2600円
65310-2

岩村暢子
変わる家族　変わる食卓
真実に破壊されるマーケティング常識

四六判　1800円
65278-5

池本美香
失われる子育ての時間
少子化社会脱出への道

四六判　2200円
65282-2

三砂ちづる　編著
赤ちゃんにおむつはいらない
失われた育児技法を求めて

四六判　2000円
65346-1

――――勁草書房刊

＊表示価格は 2015 年 4 月現在，消費税は含まれておりません．